"十二五"国家重点图书出版规划项目

中医优势治疗技术丛书

◆ 总主编 周 然 张俊龙

火 针

编著 乔云英

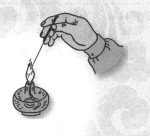

科学出版社

北京

内 容 简 介

　　本书主要阐述中医独具特色的优势技术火针，火针具有简便易行、经济实用的特点，编写力求重点突出，简便实用。全书基本内容分为火针技术概论和火针技术的临床应用上、下两篇，上篇概论部分主要介绍了火针技术的基本知识、操作方法、作用机制、适应证及禁忌证等；下篇临床应用部分主要介绍了火针在内、外、妇、皮肤、五官科等常见疾病中的具体运用。图文并茂，深入浅出。

　　本书适用广大基层针灸医生、针灸爱好者及具备一定针灸理论基础的家庭自疗者参考。

图书在版编目(CIP)数据

火针／乔云英编著. —北京：科学出版社，2014.4

（中医优势治疗技术丛书／周　然，张俊龙总主编）

ISBN 978-7-03-040255-4

Ⅰ. 火… Ⅱ. 乔… Ⅲ. 火针疗法 Ⅳ. R245.31

中国版本图书馆 CIP 数据核字（2014）第 050089 号

责任编辑：郭海燕　曹丽英／责任校对：赵桂芬
责任印制：赵　博／封面设计：王　浩
绘图：北京眺艺企业形象策划工作室

科 学 出 版 社 出版

北京东黄城根北街 16 号
邮政编码：100717
http://www.sciencep.com

北京厚诚则铭印刷科技有限公司印刷
科学出版社发行　各地新华书店经销

＊

2014 年 4 月第 一 版　开本：720×1000 1/16
2025 年 5 月第九次印刷　印张：11
字数：203 000

定价：35.00 元
（如有印装质量问题，我社负责调换）

总 前 言

中医学历经几千年的发展，形成了独特的理论体系和完善的治疗技术体系。其治疗技术体系大体分为两类，一为遣方用药。它被作为中医治疗疾病的主体方法。时至今日，我们中医临床工作者诊疗疾病多处方开药，人民群众也多选择服用汤丸膏散等内服药物祛病疗疾。概因理法方药为中医辨证论治体系的高度概括。二为中医优势技术。翻开一部中医学的发展简史，我们不难看到，人们在经历了长期的无数次实践以后，早在新石器时代，就已经会运用针法、灸法、按摩术、止血法这些原始的、朴素的、简单的医疗技术。从砭石到九针，从针刺到药物贴敷，从神农尝百草到丸散膏丹汤饮酒露的制剂技术，从推拿正骨手法到小夹板的应用，这些都是时代的创造、医家的发明，都是当时社会发展条件下的医学领域的领先技术。经过历代医家的不懈努力和探索，这些技术内容丰富、范围广泛、历史悠久，体现了其临床疗效确切、预防保健作用独特、治疗方式灵活、费用比较低廉的特点，传承着中医学的精髓和特色。

这些优势技术或散见于民间，或零散于古籍记录，或濒临失传，面临着传承和弘扬的两大难题。2009 年，国务院出台的《关于扶持和促进中医药事业发展的若干意见》中就强调指出："老中医药专家很多学术思想和经验得不到传承，一些特色诊疗技术、方法濒临失传，中医药理论和技术方法创新不足。"也有专家痛心疾首地指出，"近年来，中医药特色优势淡化，手法复位、小夹板等'简、便、验、廉'的诊疗手段逐渐消失或失传。"由此可见，传承、发展并不断创新中医技术迫在眉睫、刻不容缓。

近年来的医改实践证明，中医药在满足群众医疗保健需求、减缓医药费用上涨、减轻患者和医保负担等方面发挥了很好的作用，缓解了群众看病就医问题，放大了医改的惠民效果。人民群众对中医药感情深厚、高度信赖，中医药作为一种文化已经深深地渗入中国百姓的日常生活当中。中医的一些技术特别是非药物方法，普通百姓易于接受、也易于掌握使用，可获得性强，适用于广大人民群众的养生保健和疾病治疗，很多人自觉不自觉地运用中医药的理念和优势技术进行养身健体、防治疾病。

传承和发展中医药技术是每一名中医药人的使命担当。正如国医大师邓铁涛教授所说："中医之振兴，有赖于新技术革命；中医之飞跃发展，又将推动世界新技术革命"。我们山西中医学院将学科发展的主攻方向紧紧锁定中医药技术创新，不断深化学科内涵建设，凝练学科研究方向，组建优势技术创新研发团队，致力于中医药技术的研究、开发、规范制定和应用推广，以期推动中医药技术的创新和革命，为人民群众提供更多的中医药技术储备和技术应用。

因此，我们组织既有丰富临床经验，又有较高理论素养的专家学者，编写了这套《中医优势治疗技术丛书》。丛书以中医优势治疗技术为主线，依据西医或中医的疾病分类方法，选取临床上常见病、多发病为研究对象，突出每一种优势技术在针对这些常见病、多发病治疗时的操作规程，旨在突出每一项技术在临床实践中的知识性、实用性和科学性。

这套丛书既是国家"十二五"科技支撑计划分课题"基层卫生适宜技术标准体系和评估体系的构建及信息平台建设研究和示范应用"、国家中医药管理局重点学科"中医治疗技术工程学"和山西省特色重点学科"中医学优势治疗技术创新研究"的阶段性研究成果，也是我们深入挖掘、整理中医药技术的初步探索，希望能够指导基层医疗卫生机构和技术人员临床操作，方便中医药技术爱好者和家庭自疗者参考使用。

2014 年 3 月

目　录

人多年来针灸技术经验

上篇

火针技术概论

1　火针技术的学术源流

1.1　火针的定义

火针又称之为白针、烧针，古代又称为燔针、焠刺（属九刺法之一）。火针疗法是用特制的针体经加热、烧红后，采用一定手法，刺入身体的腧穴或部位，达到祛除疾病目的的一种针刺方法。

1.2　火针技术的历史沿革

火针起源于冶炼技术成熟之后，已有数千年历史，我国最早的医学专著《黄帝内经》中就有关于火针的记载。我国古代医家们结合艾灸、火法、熨法等温通疗法的特点，创造性的发明了火针疗法，经历代医家的研究和临床实践，不断改进和完善，现已成为针灸疗法中一支独特的实用技术。

（1）秦汉时期，奠定了火针疗法的应用基础

《灵枢·九针十二原》："镵针、圆针、鍉针、锋针、铍针、员利针、毫针、长针、大针"。关于大针的描述："九曰大针，长四寸——尖如梃，针锋微圆"此处大针即为"火"字之误，火针针具要求针体粗大，针尖微圆，否则易使弯曲、折断，达不到治疗目的。在火针疗法的适应证方面，《灵枢·官针》提出："刺燔针则取痹也"，《灵枢·经筋》"焠刺者，刺寒急也，热则筋纵不收，无用燔针"，明确指出火针适用于寒邪为主的寒痹等证，而对于热邪所致的痹证则是其禁忌。在操作方法上，《灵枢·经筋》："治在燔针劫刺，以知为数，以痛为腧"指出火针的取穴及针刺方法。从体质方面，《灵枢·寿夭刚柔》："刺寒痹内热奈何？伯高答曰：'刺布衣者，以火焠之；刺大人者，以药熨之'。"揭示了火针疗法适用于体质强壮者。

至汉代，火针疗法在临床上应用已相当广泛，在《伤寒论》中对火针疗法的禁忌及误治后的处理措施进行了详细描述。如关于使用火针的禁忌及误用后的后果有"太阳伤寒者，加温针必惊也""太阳病，发热而渴，不恶寒者为温病。若被火者，微发黄色，剧则如惊痫。""阳明病被火，额上微汗出而小便不利者，必发黄"，甚至可出现神志变化，如"阳明病，脉浮而紧，咽燥口苦，腹满而喘，发热汗出，不恶寒，反恶热，身重。若发汗则躁，心愦愦反谵语。若加温针，心怵惕，烦躁不得眠。"在误用火针后出现变证时也提出了相应措施，如"伤寒脉浮，自汗出，小便数，心烦微恶寒，脚挛急，复加烧针者，四逆汤主之"，"伤寒脉浮，医者以火迫劫之，亡阳，必惊狂。卧起不安者，桂枝去芍药加蜀漆牡蛎龙骨救逆汤主之"。

（2）晋代，始有"火针"称谓

陈延之《小品方》中记载："初得附骨疽，若失时不消，成脓者，用火针、膏、散，如治痈法也。"其后各典籍中也多以"火针"为名。一直沿用至今。这一时期强调了火针适应证为"痹证"和"寒邪"，强调应用火针应该考虑体质因素，《针灸甲乙经》提到："故用针者，不知年之所加，气之盛衰，虚实之所起，不可以为工矣"。

（3）隋唐时期

孙思邈在《备急千金要方·用针略例篇第五》中正式提出"火针"这一名称，并对于火针操作技巧、适应证、禁忌证等进行了论述。例如，火针针刺时"务在猛热，不热即于人有损也。"对于火针的适应证，突破了火针治疗寒证的界限，将火针应用于外科痈疽、瘰疬等证。如《备急千金要方》："痈有脓便可破之，令脓易出，用铍针，脓深难见，肉厚而生者用火针"，"诸漏结核未破者，火针使着核结中，无不瘥者"，"治酒醉牙齿涌血出方，烧针令赤，注血孔中止。"另外，对于内科黄疸、风眩等也可用到火针，如《备急千金要方》"使人中穴火针，治走马黄疸疫通身并黄，语音已不转者"，《备急千金要方·风眩》卷十四"夫风眩之病——困急时但度灸穴，使火针针之，无不瘥者，初得，针竟便灸，最良。"指出对于因风而起的眩晕，用火针可息风解郁。另外，提出巨阙、太仓、上下管等禁火针的穴位。

（4）宋代以后，火针疗法已趋于成熟，治疗适应证又有所发展

病位上，由属于经筋、关节、痹证等筋骨病证，扩展到治疗内脏疾患。如王执中在《针灸资生经》详细描述了心腹痛、哮喘、腹寒热气、腰痛、尸厥、膝肿等多种病症的火针治疗过程。对于心腹痛、腰痛、喘、腹寒热气等症，多用浅刺针法，强调在病处"以火针微刺之"、"微刺诸穴"。如治心腹痛"令女儿各以火针微针之，不拘心腹，须臾痛定"，又如治哮喘"只缪刺肺俞，不缪刺他穴"。对于脚卒肿则以刺血法，"以针置于火中令热，于三里穴，刺之微见血，凡数次，其脚如失"，对于此法目前临床应用较少。

（5）明清时期，火针疗法逐渐成熟和完善

治疗范围包括外科、内科、口腔科、眼科等，但以外科疾病居多。高武《针灸聚英·火针篇》对火针的烧针方法、针热程度、进针方向及刺法、针眼的护理、适应证、禁忌证及火针的功效等做了系统总结，是自《黄帝内经》以来对火针最系统最全面的论述，为后人提供了宝贵经验。如《针灸聚英·火针篇》载有："凡治瘫痪，尤宜火针易功效，着风、湿、寒三者，存于经络不出者，宜用火针，以外发其邪，针假火力，功效甚于气针也。破痈坚积结瘤等，皆以火针猛热可用。"对于火针应用的禁忌提出"人身之处，皆可行针，面上忌之"及"大醉之后，不可行针"，夏季"切忌妄行火针于两脚内及足"等论述。在此时期除《针灸聚英·火针篇》外，许多医籍如《针灸大成》、《外科枢要》、《外科理例》、《本草从新》、《重楼玉钥》等均有火针疗法的记载。明代薛己的《外科枢要》记载了火针治疗流注、附骨疽等，有助于排脓、敛口、生肌；陈实功的《外科正宗》详细记载了火针治疗瘰疬、便毒等病。

清朝后期，由于清政府于1822年在太医院取消了针灸科，医学界出现重灸轻针的倾向，火针疗法的发展也受到一定影响。

新中国成立以来，火针疗法的应用有了新的发展，其治疗病证涉及内科、外科、皮肤科、妇科、耳鼻喉科、口腔科及眼科等，并出现了电火针、电热针等新型火针工具。但如何系统搜集和整理几千年来火针疗法的独特而宝贵治疗经验，让火针这一古老而又传统的治疗方法得到更好的临床应用，则是亟待解决的问题。

2 火针技术的基本原理

2.1 中医理论原理

火针疗法的特点是将针体加热后，刺入人体一定的腧穴或部位。其治病机理在于温热，人身之气血喜温而恶寒，温则流而通之。火针疗法借助火力，激发经气，调节脏腑，使气血调和，经络通畅。其治病机制主要有以下几个方面：

2.1.1 扶正助阳

"正气存内，邪不可干。"疾病的过程是正邪斗争的过程，所以治疗疾病的一条重要原则就是要扶助正气。火针具有温热作用，温热属阳，可以扶助阳气，从而使人体阳气充盛，温煦有常，脏腑功能得以正常运转。故火针可以扶助正气，治疗阳虚所致的虚寒证。如中焦虚寒，火针可振奋脾胃阳气，改善其消化功能；肾阳不足，火针可益肾壮阳，治疗肾虚腰痛、阳痿、遗精；阳虚气陷，火针可升阳举陷，治疗胃下垂、阴挺；阳气得充，则气化有权，水液运行无碍，从而痰饮得化，水肿得消。

2.1.2 温通经络

经络具有运行气血，沟通机体表里上下，调节脏腑组织功能活动的作用。一旦经络气血失调，就会引起病变。"不通则痛"经络不通，气血阻滞，可引起疼痛。火针疗法可以温通经脉，使得气畅血行，故可以治疗各种痛证。经络阻滞，气血运行受阻，筋肉肌肤失于濡养，则可出现痉挛、抽搐、麻木、瘙痒诸症，火针疗法温煦机体，疏通经络，促使气血运行，筋肉得养，故具有解痉、除麻、止痒之功。因火针可温通经络，益气活血，故火针可以使疮口周围瘀滞的血液因畅通与加速而消散，从而促使组织再生，加快疮口愈合，故具有独特的生肌敛疮之效。常用于一些久治不愈的疮口如慢性溃疡、破溃的瘰疬、臁疮等。

2.1.3 祛邪引热

火针本身针具较粗，加之借助火力，出针后针孔不会很快闭合，从而对于由于水湿痰浊、痈脓、瘀血等有形之邪所致的各种病证，运用火针可使这些有形之邪从针孔直接排出体外，祛除邪气，使顽证得解。

对于外感六淫如风寒外袭、寒湿侵入等无形之邪，运用火针则通过温热刺激腧穴经络，温散风寒，驱邪外出；或温化寒湿，运行气血，从而解除疾病。

对于火热毒邪，运用火针则可"以热引热"引动火热毒邪外出，治疗疖腮、蛇串疮等热毒内蕴之证。正所谓"热病得火而解者，犹如暑极反凉，乃火郁发之之义也"。

随着进一步的研究和实践，火针疗法已越来越广泛地应用于临床，对于火针疗法的研究，目前结果表明火针可改善甲皱微循环及使病变部位的温度明显升高等。下一步将进一步深入进行研究。

2.2　现代医学原理

(1) 局部刺激

火针疗法是将针刺与灸法有机结合起来，将稍红的火针迅速刺入人体的一定部位，使局部产生较强烈的刺激，针刺后机体局部皮肤呈微红色，由于火针温度较高，可造成局部气血运行加快，从而改善微循环，降低神经系统的兴奋性，使瘀结得消，寒湿得散，热毒得泻，疼痛得除，因此运用火针局部取穴对于治疗各种痹证、疮痛、带状疱疹等疾病效果较好。

(2) 整体调节

现代医学认为，火针疗法对人体的大脑皮质、自主神经系统、呼吸系统、心血管系统、消化系统、血液系统、泌尿系统、内分泌及免疫系统等都能够产生功能调整作用，并通过增强机体的细胞与体液免疫功能，促进代谢与细胞修复，从而增强人体抗病能力。因此，火针疗法适用于许多疑难病证及虚弱病证，既可有病治病，又有无病延年益寿之功效。

3　火针的器具制备

3.1　火针的基本结构

火针同毫针一样，是由针尖、针身、针根、针柄、针尾组成（图1），火针经加热后方可使用，故对针具有特殊要求。

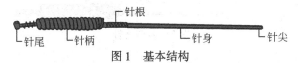

图1　基本结构

针尖：针的尖端锋锐部分。火针的针尖以尖而不锐，稍圆钝为好。若针尖锋利，经反复烧灼使用后易折断。

针身：针具的主要部分，是针尖与针柄之间的部分。针身应挺直坚硬。较理想材料为钨锰合金，不怕烧灼，不弯不折，且经久耐用，价格低廉。

针根：针体与针柄连接处。

针柄：手持针处。一般长度以3～4cm为宜，制作方法是将细铜丝卷成螺旋形细卷，再将卷好的铜丝缠在针体的另一端，铜丝两端用黏合剂固定于针体上。这样可隔热且便于持拿，且不会烫手。

火针疗法尚需辅助工具。如装有95%乙醇溶液的酒精灯（图2），用于烧红火针。

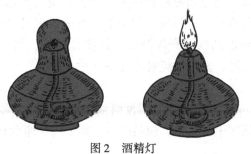

图2　酒精灯

3.2　常见火针形状及特点

根据火针的形状、刺法、用途等，临床常用火针可分为点刺火针、散刺火针、烙刺火针、火铍针、电火针及电热针等几种类型。图3所示（从1～6标号依次为三棱火针、三头火针、平头火针、粗火针、中粗火针、细火针）。

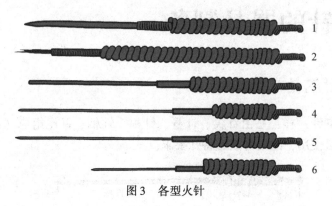

图3 各型火针

3.1.1 点刺火针

点刺火针由钨锰合金冷拔而成，经烧灼后，仍能保持针体挺直、质地坚硬。由针尾、针柄、针体、针尖四部分组成，针尖锋利但稍圆钝，针体长1～1.5寸（此处的1寸约等于现代长度2.5cm，全书同），针体挺直坚硬，尤其是烧红后不变软；针柄有木柄与金属丝缠绕柄不同类型，隔热效果较好。临床应用以刺穴点为主，常用的点刺火针有粗火针、中粗火针、细火针三种。

（1）细火针

针体直径约0.5mm，使用此火针可免结痂，且疼痛较轻。主要适用于面部及肌肉较薄的部位，老人、儿童、体质虚弱的患者等。

治疗范围：寒证、虚证如慢性胃肠炎、慢性胃炎等脏腑慢性、虚寒性疾病；风寒湿痹如类风湿关节炎、肩周炎、网球肘、顽固性面神经麻痹等一切虚寒证；某些外科病证：如淋巴结核、脊椎结核、其他骨结核、结核性腹膜炎、腱鞘囊肿、外阴白斑、黑色痣、多发性疣赘等（图3中6号）。

（2）中粗火针

针体直径0.8mm左右，临床适用范围最为广泛，除面部及肌肉菲薄的部位外，其他各部均可施用中粗火针，包括四肢、躯干的压痛点和病灶周围（图3中5号）。

治疗范围：与细火针治疗范围相似，由于针形较粗，多治疗病邪在肉之疾患。

（3）粗火针

粗火针直径约1.1mm，特别适用于针刺皮肤丰厚、肌肉坚实之处，有激发经气、通经活络的功能，临床应用于寒证、痹证、囊性肿块、窦道、痈肿等病证的治疗（图3中4号）。

用于外科排脓如化脓性乳腺炎、瘰疬成脓、多种瘘管、久不愈合的溃疡面等；用于皮肤病如各种色素痣、疣赘、囊肿、面部雀斑等。

3.1.2　散刺火针

以散刺一个面为特点，刺得浅，但多头并进，常用为三头火针（图4）。

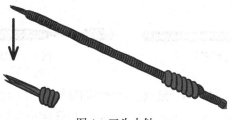

图4　三头火针

三头火针是师怀堂新九针之一，也采用钨锰合金材料制成，具有耐高温、不变形、硬度高等特点，是将三个普通火针缠绕在一起而成。每针针柄长8cm，针体直径为0.75mm，长度为9mm，针尖呈松针形。此种火针三头并进，不会刺深，刺激面较大，可代替点刺火针中的散刺法。

治疗范围：临床常用于烙刺、祛除体表的赘生物等，如用于中等大小的痣，高出皮肤0.5mm以上的疣类、雀斑、老年斑、黏膜溃疡等，起到点烙和剥离切割作用；点刺头部百会、四神聪等穴，可治疗顽固性失眠、眩晕、头痛等。

3.1.3　烙刺火针

烙刺火针是一种平头或钝圆状火针，以灼烙浅表部位病变为特点，包括平头火针、火锟针。

(1) 平头火针

采用钨锰合金材料制成，具有耐高温、不退火、不变形、硬度高等特点。主要用于治疗眼病或高起皮肤的较大面积的皮赘。例如，治疗肝虚口翳迹口，即所谓的翳子，即可采用平头火针熨烙法来治疗（图5）。

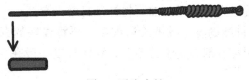

图5　平头火针

(2) 火锟针

针柄长 3 寸，针体以钼为材料，长 1 寸，在针体末端延伸为黍粒状大小的针尖，主要用于浅表溃疡、肛裂、浅表血管瘤、大面积浅表痣、老年斑、内痔、白癜风等的治疗（图 6）。

3.1.4　割烙火针

割烙火针是以割、切、灼、烙为主要特点的一种火针，其中常用的有火铍针（图 7）。

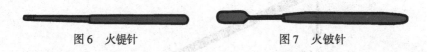

图 6　火锟针　　　　　　　　　　　　　　图 7　火铍针

火铍针由针柄和针体两部分组成，针体用钼制成，针柄长 10cm，针体长 4cm。针体的尖端呈宝剑头状，刃长 2cm，宽 0.5cm，顶端两边为锋利的刃，其刃可随时磨修。主要用于外痔、皮肤赘生物、高凸的疣瘤等。

3.1.5　电火针

电火针是用电源加热针体的一种火针，常用的有电火针和电热针。具有针温恒定，中穴准确，操作简单等优点。本书介绍则以传统火针疗法为主。

3.3　火针的制作

3.3.1　材料准备

1）制作火针的材料以钨锰合金材料为宜，将其冷拔成 30 号合金钢丝，再加工成火针。

2）小砂轮、细油石。

3）细铜丝。

3.3.2　传统针具的制作

1）制作针体：将钨锰合金钢丝按不同粗细截成长 6 ～ 12cm 的针条，然后用小砂轮将针条的一端磨光，再用细油石将针条打磨光滑。

2）制作针柄：将细铜丝卷成螺旋形细卷，再将卷好的铜丝缠绕在针条的另一端，铜丝的两端用黏合剂固定于针条上。针柄长度一般在 3 ～ 4cm，不宜太短，以免烧灼时烫手。

4 火针操作的技术规范

4.1 练针方法

火针疗法操作要求动作准确、敏捷、尽量减少患者灼刺的痛苦，同时，火针经火烧灼后，如操作不当则会折弯或不能刺入所刺组织，因此，在施针前必须刻苦练习。关于火针练习，具体如下：

4.1.1 练心

练心指在应用火针前，首先要树立火针治病的信心，具有不畏针、不惧怕火针的心理。另外，通过练心使意坚性缓，使下针时手稳。

《针灸聚英》："火针甚难，须有屠儿心，刽子手，方可行针"。即是指施行火针时不能心惧手软，未下针心中先惧怕几分，那么针就很难刺入、刺准；另外，应由有经验的医生在自己身上点刺火针，体验火针，如果自己畏惧火针，最好不要施术于人。

临床火针操作，常常"针红催人"，但人不能性情急躁，针法要求"速进疾出"，但操作却不能"疾完速了"，要有几分耐性，从取穴到烧针、到刺入、再到退针，都要四平八稳。只有不急不躁，才能保证火针疗法的安全与疗效。

4.1.2 练烧针

练烧针是指练习用火将针烧到最红、最热的方法，同时练观色测温方法。《针灸大成·火针》："火针即焠刺——灯上烧，令通红，用方有功，若不红者，反损于人，不能去病。"所以烧针是火针操作的关键一环。

烧针练习可用酒精灯反复练习。使针体处于火的外焰，因外焰温度最高，可使针体迅速通红。同时仔细观察火针颜色的变化，一般使针体通红并发白时温度最高，应练习如何使针体颜色达到通红并发白（图8）。

烧得红透的针，临床表现为进针时针不弯，入皮时病人不痛，出针时也顺利，不黏针，不滞针，轻快滑利，无痛感。出针后，针孔与周围皮肤基本平整无突起，局部微红，仅有短暂的微痒，甚或不痒。

若针未烧得红透或热量不足，针刺入皮下，则进针涩滞，痛感强烈。出针时

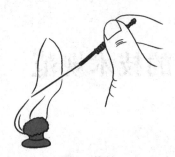

图8 烧针

则黏针，针体与紧黏的皮肤一同拔起，形成白色小丘，日后则小丘由白渐渐发红、高突、瘙痒难忍。针若未入皮下，则针体弯曲，烙伤皮肤。

另外，从针孔情况也可了解烧针是否红透，烧透的火针刺入时，有一完整的小孔，孔内有时稍有一点点无色体液溢出，日后无痕，且皮肤状态也容易早恢复。凡所刺针孔处见有一小丘或痛感强烈，均为烧针功夫不到，火力不足，针体未烧透或刺针时动作迟缓，针体散失热量而强刺所致。

4.1.3 练准确度

火针针刺要求准确刺入部位，并深浅适当，火针进针后热量骤然散尽，否则会"深则反伤经络，浅则治病无功"。因此，施术前必须反复练习。

1）指力腕力练习：拇指、中指、食指合拢，成持针状，尽量捏紧，手腕略背伸，以肘为轴，屈伸前臂，以臂带腕，以腕带指击中目标，反复练习。

2）持针练习：可取报纸若干，装订一起，挂于墙上，高低与眼睛水平，距离胸前一尺，前法持针，选中报纸上的某个字快速刺中，反复练习。选择目标时可先选大字，逐渐选择小字，准确率可达80％以上时，再进行下一阶段练习。

3）烧针练习：可取土豆一枚，左手持火，右手烧针，达通红后，迅速刺入某点，达到一定深度。

4）自身练习：进行了上述阶段练习后，用细火针在自身点刺穴位所在，体验针感。经过以上阶段练习后，方可施针于患者，并在以后的过程中，反复练习，才能操作熟练。

4.2 操作要领

有效的火针施术，是指火针针刺时要在针体烧红后迅速而准确地刺入针刺部位，否则不能称之为有效。从施术前的准备到施术全过程，从施术后的针孔护理到火针的慎用、禁忌等环节，火针施术的安全性都显得十分重要。本操作规范在临床中使用，根据我们火针实践的经验和教训，在一些关键步骤上要求施术者必须高度重视，只有这样才能保证火针施术既安全又有效。

4.2.1 火针施术前的准备

针具选择：由于火针刺法是在针体烧红的状态下使用，所以对火针针具的选择有着严格的要求，否则在施术中会产生极大安全隐患。一般用较粗的不锈钢针、弹簧式火针、三头火针以及用钨合金所制的火针。

施术环境：对环境的要求在标准中有明确的规定，但其中最主要的是一定要避风，因为在有空气流动的情况下烧针的火焰不稳定，很难烧红火针针体，因之既影响针刺效果，又因烧针时间过长而易引起患者不必要的心理压力。

体位选择：火针施术全过程虽然不长，但因火针刺激较强，针刺体位的选择是重要环节，实践证明舒适稳定的针刺体位不但对患者心理是一种安慰，而且对施术者的准确针刺也是必要条件。所以施术者在针刺前一定要求患者合理选择体位，常用的体位为仰卧位（图9）、侧卧位（图10）、俯卧位（图11）、仰靠坐位（图12）、侧伏坐位（图13）、俯伏坐位（图14）等。

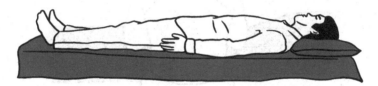

图9　仰卧位

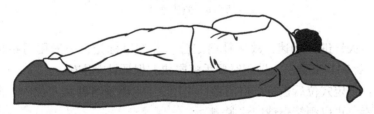

图10　侧卧位

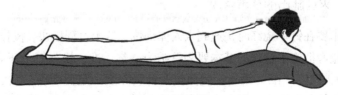

图11　俯卧位

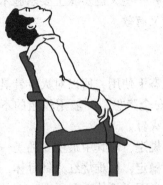

图12 仰靠坐位

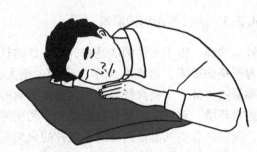

图13 侧伏坐位

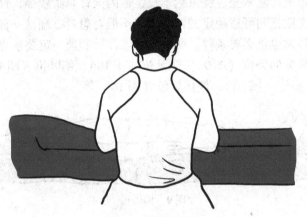

图14 俯伏坐位

定位：火针进针迅速，故应针前定位，并加以标记，一般用拇指指甲掐个"十"字，针刺其交叉点，针刺时要手疾眼快，保证针刺准确。

消毒：选定穴位后进行严格消毒，先用2.5%碘酒溶液从穴位中心向四周划同心圆消毒，再以酒精棉球同法脱碘。

4.2.2 火针施术的基本要领

火针施术要在针体烧红时快速刺入人体部位，这个过程极快，操作起来有一定难度，所以我们把施术过程的基本要领总结为"红、准、快"三个环节。"红"是指针体一定要烧红，"准"是指针刺部位及针刺深度一定要准确，"快"是指针体烧红后刺入人体一定要快。只有这三点都能做到，才能称之为有效火针刺法。

(1) 烧针

目前多用酒精灯进行烧针。操作时医者靠近针刺部位，右手握笔式持针，将针尖伸入点燃的酒精灯外焰中（图15），先烧针身，后烧针尖。火针的烧灼的程度有三种，根据治疗需要，可将针烧至白亮、通红或微红。若针刺较深，需烧至白亮，否则不易刺入，也不易拔出，而且剧痛；若针刺较浅，可烧至通红；若针刺表浅，烧至微红既可。

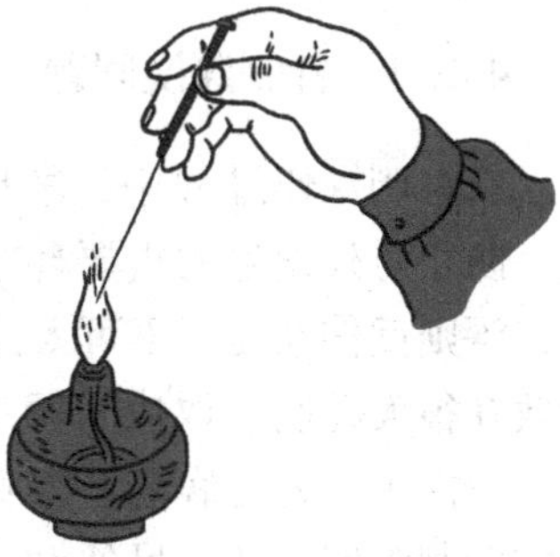

（2）针刺

针体烧红后，对准穴位，迅速而准确地将针刺入穴位。

图15　烧针

（3）针刺深度和角度

火针的进针角度以垂直刺入为多，对于疣、赘生物等可以采用斜刺法。进针深度根据病情性质、体质差异、年龄和针刺部位的肌肉厚薄、血管深浅、神经分布而定。一般而言，四肢、腰腹针刺稍深，可刺 2~5 分深，胸背部穴位针刺宜浅，可刺 1~2 分深。也可依据医者体会而调节，如针刺压痛点时，医者手下沉紧则应停止进针；针刺脓肿时，针下出现空虚感则为适宜。

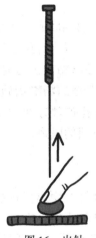

图16　出针

（4）留针

火针疗法以快针为主，大部分不留针。当火针用于去瘤、化痰、散结时，则需要留针。留针时间多在 1~5 分钟。如针刺淋巴结核可留针 1~2 分钟；火针治疗疼痛性疾病时，取远端穴位，可留针 5 分钟。

（5）出针

火针刺后，用干棉球迅速按压针孔，以减轻疼痛（图16）。若火针针刺后出血，不必止血，待其自然停止后用干棉球擦拭即可。若属脓性病变，应出脓务必完毕，然后包扎。

4.3　火针技术操作规范在临床应用中的一些问题

作为一个技术标准的文本，火针刺法的操作标准在临床中应用中不可能解决火针施术的全部问题，作为一种古老的针刺方法在现代医疗中应用，有很多问题需要我们在实践中不断总结、不断提高。具体如下：

4.3.1 针刺深度问题

在针刺操作过程中，掌握正确的针刺深度，是发挥针刺效应、提高针治疗效、防止意外发生的重要环节。《针灸聚英》中关于火针针刺深度有"切忌过深，深则反伤经络。不可太浅，浅则治病无功，但消息取中也"的论述。火针的疗效在很大程度上取决于深度，保证正确的针刺深度是火针刺法的基本要求之一。但由于患者的病情、体质、体形等原因，针刺深度变化很大，不可能制定统一的针刺深度标准。另外火针针刺与毫针针刺，在针刺深度上并没有本质区别，所以我们认为火针针刺深度，应以针刺部位所在的腧穴毫针刺激深度为基本原则进行操作，同时要在火针的实践中反复领悟火针"中病"时的手感，来判断针刺深度的正确与否，所以在标准中没有规定针刺深度。

4.3.2 火针施术后的针孔维护

火针的针孔不同于毫针针孔，由于火针刺激后的针孔是高温微创而成，比毫针的针孔不但面积大而且有烫伤，稍有不慎即有针孔感染危险，所以火针施术后的针孔维护要比毫针针孔的维护复杂得多。特别是在针孔出现渗出物或出血时，由于针孔较难愈合，感染的机会增加，更要求我们对针孔采取严格的消毒措施。所以我们在操作标准注意事项条款中特别制定了患者术后在针孔护理方面的要求。为了确保火针术后针孔的安全，务请施术者向患者交代这方面的医嘱。

4.3.3 火针刺法针刺距离问题

在密刺法、散刺法中，因病灶大小、体质强弱等因素，火针针刺距离变化很大，很难精确表述。我们认为针刺距离的大小是相对而言，病灶较大时，密刺或散刺的针距都应较大；相反，病灶较小时，密刺或散刺的针距都应较小。不同体质的患者针刺时，视其体质强弱针刺距离也应有所变化，同一种刺法在不同情况下，针刺距离是不相同的。从临床实际来看，大致定为1cm以上为散刺，1cm以下为密刺。

4.3.4 火针刺络法出血量问题

火针刺络是火针独特的刺法之一。是用火针"刺入体表血液淤滞的血络，放出适量血液的方法"，只刺在体表有瘀血的小静脉血管上，不完全等同于三棱针刺络。所以火针刺络法出血量的控制，是火针临床中比较复杂的问题。由于不同病症，不同体质的患者其出血量不尽相同，放血量的控制很难量化。在一般情况下，火针刺络的出血量，以古人描述的"血变而止"为基本原则。

在临床中应用此法，主要用于治疗静脉中存有淤血的病症中，如静脉曲张等。火针刺络出血后，一般以血液的颜色由深变淡自然停止为度，即"血变而止"。如果出血过多，可采取止血措施，如果出血量不够，可适当增加针刺点。出血量的多少在很大程度上，取决于施术者的临床经验和对病情的认识。所以火针刺络法出血量用"适量"描述。

4.3.5　火针留针问题

由于在《黄帝内经》中只有"燔针"、"劫刺"的论述，没有火针留针的内容，在历代的针灸古籍中也没有火针留针的记载，火针留针是现代火针临床中，在针具改良基础上的新生事物。特别是对一些虚寒的或是顽固疼痛的疾病可以取得很好的疗效。但是具体留针时间、适应证范围、针具的使用、操作方法等问题还有待于进一步的探讨和完善。

4.3.6　火针治疗间隔问题

关于火针治疗间隔时间，明代针灸医家高武在《针灸聚英》中记述孙思邈的话云："凡下火针，须隔日一报之"意为火针治疗须隔日治疗一次。但在实践中火针治疗间隔不但取决于患者的病情，还与使用针具的粗细有一定的关系，其主要标志是针孔恢复的程度。正常情况下，使用较细直径的针具，火针针孔恢复24小时后，就可进行下一次的治疗。但如果使用较粗直径的针具，就应加长治疗间隔，以便针孔的恢复。如果针刺部位水肿，针孔有渗出物或是出血，针孔的恢复就会缓慢得多，针刺的间隔就会更长，甚至1周只治疗1~2次。因此，在治疗间隔上视病情及患者的体质而定。

总之，这些问题是火针施术在临床中的技术、技巧问题，一般来讲，火针施术者在娴熟掌握了火针技术后，对患者个体进行辨证施治都能恰当处理。为保证火针的安全使用，提高火针疗效，我们建议：施术者在针灸临床中施用火针时，应该提前经过专业火针培训，对火针治疗的规律和方法有一个全面认识后，再使用本规范进行操作。

4.4　火针操作结合不同的针刺方法

根据临床要求，在火针针刺操作的基础上还可实施不同的针刺方法。

4.4.1　根据进针方法分类

(1) 点刺法

点刺法即将针烧红后迅速刺入选定部位，这是常用的火针针刺方法（图17、

图18)。其他针刺方法亦是以点刺法为基础的，只是针刺深度、用针密集程度和所刺部位不同而定。当需要辨证取穴或针刺经穴、奇穴或针刺压痛点时，多采用点刺法，主要用以缓解疼痛及用于治疗脏腑疾患等全身性病证。

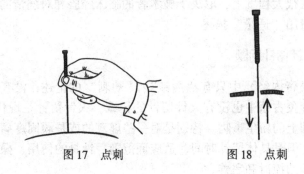

图17　点刺　　　　　　　图18　点刺

（2）密刺法

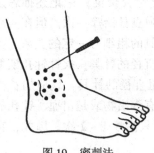

密刺法用火针密集刺激病灶局部的一种方法（图19），每针之间相隔1cm左右。针刺深度以针尖透过皮肤病变组织，而刚接触正常组织为宜。一般以应视病损病变的皮肤厚薄来选择针具，皮肤厚硬则选用粗火针。此法常用于治疗增生、角化性皮肤病如神经性皮炎等。

（3）散刺法

散刺法用火针疏散的点刺病灶局部的一种方法（图20）。一般每隔1.5cm刺一针。多选用细火针浅刺，可疏通局部气血，用于治疗麻木、瘙痒、拘挛、疼痛等。

图19　密刺法

（4）围刺法

围刺法用火针围绕病灶周围进行针刺方法（图21）进针间隔以1~1.5cm为宜，进针深浅应视病灶深浅而定。此法以中粗火针为宜，可改善局部血液循环，多用于治疗皮科、外科疾患如：带状疱疹、臁疮等。

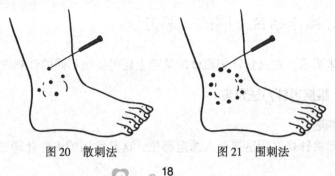

图20　散刺法　　　　　　图21　围刺法

4.4.2　根据火针出针快慢有快刺法和慢刺法两种

(1) 快刺法

快刺法是进针至适当深度后迅速将针提起，此法进针、出针速度快，疼痛很轻，针后局部常有灼热感，有时还向远端扩散，可温阳散寒、激发经气、行气活血。此法作为常用，上述所说点刺、围刺、散刺等均可采用。

(2) 慢刺法

慢刺法指火针刺入一定深度后，留针 3 ~ 5 分钟，然后出针。留针期间，可施行提插、捻转等针刺手法。此法常用于淋巴结核、肿瘤、囊肿等各种坏死组织和异常增生类疾病。

4.4.3　根据火针针具不同又有一些有特殊针法

(1) 烙熨法

在施术部位表面轻而稍慢地烙熨，多使用平头火针或锟针，用于色素痣、老人斑、白癜风等疾病的治疗，亦可用于治疗体积较小的疣、瘤等赘生物。

(2) 割治法

多使用三棱火针或火铍针，将其烧红后迅速进行割治，多用于治疗外痔或赘生物较大者。割治时勿损伤正常皮肤组织。因创伤较大，应防止术后感染。

5 意外情况的出现原因及预防处理

因火针疗法的自身特点及操作独特性，操作不熟练者很容易造成意外，因此，掌握火针意外情况及处理措施很有必要。

5.1 滞针

火针针刺出针时针体和所刺部位滞涩在一起，导致针拔不出或出针不顺利。

原因：火针加热时温度不够或火针离开火焰后进针速度太慢，以致针体冷却；病人紧张致使局部肌肉痉挛，或针刺过深而出现滞针；针体过于老化，锋利度不够；医者指力不够，操作不够熟练。

预防处理：火针加热务必要针体通红发白，针体离开火焰后急速刺入穴位，操作时，可将酒精灯尽量距离所刺部位近些，利于操作；做好病人安慰工作，操作时手法要轻，掌握好深浅度，防止针刺过深；经常检查火针，有老化现象及时更换；加强练习，熟练操作方法。

5.2 晕针

原因：患者精神紧张，空腹或体位不当；进针缓慢，疼痛剧烈；一次行火针针刺穴位过多。

预防处理：做好病人思想工作，消除紧张情绪，针刺时先针刺远离视野部位，首次以 1~2 个穴位即可；动作敏捷，针刺后用棉球按压针孔，过度劳累、饥饿、畏惧者暂不针刺；晕针时使患者采用头低脚高的仰卧位，饮糖开水，十几分钟后即可恢复。

5.3 弯针、折针

原因：进针姿势不正确；针体老化或不够挺直；术者有畏针心理。

预防处理：纠正操作姿势，注意针尖、针体与针刺部位尽量垂直；及时更换针具，避免使用曾折弯的火针；术者畏针，勿施针于患者。

5.4 疼痛

火针针刺后局部轻微灼痛，但很快消失，若疼痛剧烈持久，则属异常。

原因：烧针时温度不够；操作不熟练，动作缓慢；针具选择不适当；出针后未及时处理。

预防处理：烧针时必须通红发白再进针，如不红则加重疼痛，烧针先烧针体，再烧针尖，以外焰加热；进针迅速，针火尽量靠近患部；对于面部、肌肉菲薄处应选择细火针；出针后迅速用干棉球按压针孔；烙熨及割烙时则针体温度较低，疼痛明显，可局部针麻后再进行。

5.5 出血、血肿

原因：火针具有开大针孔的作用，故针刺出血较毫针多见。若用于排污放血，则不必止血，待其出尽或血色转鲜即可。用割烙法治疗某些病变时，操作过快会引起出血；点刺火针过深时，会出现皮下组织肿胀、疼痛，多由于内出血未及时处理，血瘀皮下或组织间而成。

预防处理：针刺时尽量避开皮下血管，选择粗细合适的火针；针刺后注意观察，若局部肿胀，及时用棉球按压针孔10分钟左右，不宜揉动，其后用冷毛巾外敷，12小时后再热敷；血友病或凝血障碍有出血倾向者禁用火针。

5.6 感染

火针针刺后，局部出现红、肿、热、痛等现象。

原因：针孔没有保持清洁、干燥或针后一日内淋浴等；局部搔抓感染；针刺后使用污染的棉球按压针孔；糖尿病患者针前消毒不严格。

预防处理：可用艾条温和灸或局部针刺；局部用四黄膏外敷，并口服抗感染药物；针后一天内勿洗浴；糖尿病患者忌用火针。

6 火针技术的适应证与禁忌证

6.1 适应证

火针具有悠久的历史，其特点是将针体烧红后刺入人体一定穴位或部位，达到祛除疾病的目的，《素问·调经论》指出："病在筋，调之筋，病在骨，调之骨，燔针劫刺"。其中提到火针的适应证有四种，即痹证、寒证、经筋证、骨病。现代临床火针广泛用于内科、外科、妇科、皮肤科和五官科等各科诸多疾病，而且见效快、疗效高。

外科：急性乳腺炎、乳腺增生、血栓闭塞性脉管炎、下肢静脉曲张、多发性鸡眼等；

骨科：颈椎病、落枕、强直性脊柱炎、棘上韧带损伤、肌筋膜炎、腰椎间盘突出症、慢性腰肌劳损、肩周炎等；

皮肤科：如疣、湿疹、带状疱疹、白癜风、神经性皮炎等；

内科：支气管炎、慢性胃炎、偏头痛、面神经炎、面肌痉挛、坐骨神经痛、三叉神经痛等；

妇科及男科：如痛经、月经不调、外阴白斑、男性前列腺炎等；

眼科及五官科：如麦粒肿（睑腺炎）、急性结膜炎、鼻炎、慢性咽炎、口腔溃疡等。

6.2 禁忌证

过度饥饿、劳累、精神紧张者暂不用火针。

高血压病、糖尿病、心脏病患者及抵抗力低下者慎用火针。

孕期及经期妇女禁用火针。

血友病及有出血倾向者禁用火针。

面部、大血管及重要脏器周围慎用火针。

7　火针技术的优势及注意事项

7.1　优势

火针疗法具有成本低、见效快、疗程短、安全性高的特点与优势。

在局部方面，火针可温通经络，加速局部气血运行，改善微循环，使瘀结得消、寒湿得散、热毒得泻、疼痛得除。因此，临床上采用火针局部取穴治疗各种疮痈、瘰疬、带状疱疹等，效果既快又好。

在整体方面，火针焠刺之后，通过局部刺激和经络的传导感应，能够调节人体的气血、津液、阴阳、气机，既恢复人体脏腑功能活动，又能使阴阳相对平衡。如不少人局部或全身疼痛，其原因主要是寒邪之气引起疼痛，而火针所具有的热力可温其经脉，鼓动人体阳气上升，从而达到驱散寒邪、调和脉络的功效，使疼痛自止。

7.2　注意事项

做好思想准备，消除紧张情绪。

自己畏惧火针者不宜施术于人。

对于体弱或敏感者，刺激量不宜过度。

注意用火安全，防止灼伤。

针刺后忌食生冷辛辣、鱼虾等发物。

保持针孔清洁干燥、一日内禁止洗浴。

8　火针针刺部位

8.1　火针选穴原则

火针的选穴原则与毫针基本相同，均是在脏腑经络理论指导下，以循经选穴为主要原则，根据不同病变部位、症状并结合西医神经节段理论选取相应腧穴。

8.1.1　近部选穴

近部选穴就是在病变局部或距离比较接近的部位选取腧穴的方法，是腧穴局部治疗作用的体现。火针常用于治疗皮肤科、外科及骨伤科疾病，对于各种病证所出现的皮损、瘙痒、疼痛、溃疡等，均是以阿是穴为主。

在病变部位取穴：火针治疗外科中的肿块时，对于实质性肿块，火针治疗时大都选用肿物基底部为穴，根据肿物大小分别取基底部上、下、左、右各四穴，与肿物中心一穴。如治疗淋巴结结核硬结期；对于囊性肿物，则选囊肿低垂处为穴，用粗火针或火铍针，使囊液外流，如治疗腱鞘囊肿时。

阿是穴：即在压痛点或其他病理反应点作为针灸治疗的部位。阿是穴适用于痹证、经筋病候。《素问·调经论》"病在筋，调之筋"；"燔针劫刺，以知为数，以痛为腧"，即用火针，取其痛点快速深刺至筋部，加以治疗。临床对于大多数肌肉、关节、肌腱韧带、神经等病变，如肩周炎、风湿性关节炎、面肌痉挛、扭挫伤等病证均可取阿是穴为主施以火针治疗。

8.1.2　远部选穴

经脉循经取穴：即根据经脉循行，"经脉所通，主治所及"的治疗规律取穴。如治疗头面、躯干部病证可取四肢肘膝关节以下穴位。"肚腹三里留，腰背委中求"即是此种取穴法的体现。

标本根结取穴：即依据标本根结理论，头面五官的疾病，选取相关经脉"根穴"进行治疗。"根穴"即经脉的井穴。井穴是各经经气所出之源泉，主治全身性疾病。例如，选用火针治疗头面五官病证时，选相应井穴点刺，可起到火热下泻，风热外疏，解热化郁的效果。

8.1.3 辨证对症选穴

辨证是指根据疾病的证候特点，分析病因病机辨证选取穴位的方法。例如热证选荥穴、咳嗽属热加鱼际穴、阳明胃热加内庭穴等。

对症则是依据疾病的特殊症状而选取穴位的方法，是根据腧穴的特殊治疗作用及临床经验而选取穴位。如临床选用点刺大、小骨空治疗眼疾，肘尖治疗瘰疬，大陵穴治疗踝关节疼痛均是经验取穴。

8.1.4 根据神经节段取穴

所谓神经节段，即在人类胚胎早期，胚胎由一系列均等排列的体节组成。研究表明，特定穴（俞穴、募穴等）与相应的脏腑通过相应的神经节段发生联系。例如，俞募穴所属神经节段与其所主治内脏病的节段有相当的一致性。如作为气会穴的膻中是又属于心包的募穴，属胸4节段，主治呼吸系疾患（治疗范围为颈2～胸4）疾患，对心脏疾病、乳腺疾患等亦常用；而八会中的腑会中脘穴又是胃的募穴属胸8节段，主治胃肠疾患（治疗范围为胸6～胸9）及消化系疾患；关元为足三阴经交会穴，又属小肠募穴属胸12节段，系强壮要穴，主治泌尿生殖系的疾患（治疗范围为胸10～胸12）。治疗神经源性心律失常在背部用电针针刺厥阴俞明显比足三里作用强，主要是通过胸2～3节脊髓中外侧柱，起到调治作用。

根据脊神经的节段性分布，可指导针灸取穴。如对于下肢疼痛，若表现为下肢前缘则取腰2、3夹脊穴，若小腿外侧痛可取腰5夹脊穴；对于肩周、上臂内侧的带状疱疹，可加取颈4、5、6夹脊穴。

8.2 火针治疗常用腧穴基础

8.2.1 十四经穴

表1 手太阴肺经腧穴

穴名	定位	主治	备注
	胸部	胸肺部疾病	
中府	胸前壁外上方，前正中线旁开6寸，平第1肋间隙处	咳嗽，气喘，胸痛	肺募穴
云门	胸前壁外上方，肩胛骨喙突上方，锁骨下窝凹陷处，前正中线旁开6寸	咳嗽，气喘，胸痛	

穴名	定位	主治	备注
	手臂部	喉、咽、胸、肺疾病	
天府	臂内侧面，肱二头肌桡侧缘，腋前纹头下3寸处	气喘，鼻衄	
侠白	臂内侧面，肱二头肌桡侧缘，腋前纹头下4寸，或肘横纹上5寸处	咳嗽	
尺泽	肘横纹中，肱二头肌腱桡侧缘凹陷处	咳嗽，气喘，咯血，潮热，小儿惊风，吐泻，肘臂挛痛	合穴
孔最	尺泽与太渊穴连线上，腕横纹上7寸处	咳嗽，气喘，咳血，胸痛	郄穴
列缺	桡骨茎突上方，腕横纹上1.5寸	咳嗽，气喘，头痛，项强	络穴，八脉交会穴
经渠	前臂掌面桡侧，桡骨茎突与桡动脉之间凹陷处，腕横纹上1寸	咳嗽，咽喉肿痛	经穴
太渊	腕掌侧横纹桡侧端，桡动脉的桡侧凹陷中	咳嗽，气喘，咽喉肿痛，无脉症	输穴，原穴，脉之会
鱼际	第一掌骨中点，赤白肉际处	咳嗽，咽喉肿痛，发热	荥穴
少商	拇指桡侧指甲角旁约0.1寸处	咽喉肿痛，发热，昏迷，癫狂	井穴

表2　手阳明大肠经腧穴

穴名	定位	主治	备注
	手、肘部	头面、目、耳鼻、口、齿疾病和热病	
商阳	食指桡侧指甲角旁开约0.1寸	齿痛、耳聋、咽喉肿痛、热病、昏迷	井穴
二间	微握拳，在手食指本节（第2掌指关节）前，桡侧凹陷处	目昏、鼻衄、齿痛	荥穴
三间	微握拳，在手食指本节（第2掌指关节）后，桡侧凹陷处	齿痛、咽喉肿痛	输穴
合谷	手背，第1~2掌骨之间，约平第二掌骨中点处	头痛，目赤肿痛、鼻血、齿痛、牙关紧闭、口眼歪斜、耳聋、痄腮、热病、多汗	原穴
阳溪	腕背横纹桡侧端，拇短伸肌腱与拇长伸肌腱位之间的凹陷中	头痛、目赤、齿痛、手腕痛	经穴

穴名	定位	主治	备注
	手、肘部	头面、目、耳鼻、口、齿疾病和热病	
偏历	前臂背面桡侧，当阳溪与曲池穴连线上，腕横纹上3寸	鼻衄、水肿、手臂酸痛	络穴
温溜	前臂背面桡侧，当阳溪与曲池穴连线上，腕横纹上5寸	头痛、面肿、咽喉肿痛、腹痛	郄穴
下廉	前臂背面桡侧，当阳溪与曲池穴连线上，肘横纹下4寸	肘臂痛、腹痛	
上廉	前臂背面桡侧，当阳溪与曲池穴连线上，肘横纹下3寸	上肢不遂、肠鸣、腹痛	
手三里	前臂背面桡侧，阳溪穴与曲池穴连线上，曲池穴下2寸处	齿痛、颊肿、上肢不遂、腹痛、腹泻	
曲池	肘横纹外侧端，屈肘时当尺泽与肱骨外上髁连线的中点	热病、腹痛吐泻、风疹、齿痛、半身不遂、手臂肿痛	合穴
	上臂、肩部	局部疾患为主	
肘髎	臂外侧，屈肘，曲池上方1寸，当肱骨边缘处	肘臂痛	
手五里	臂外侧，当曲池与肩髃连线上，曲池上3寸处	肘臂痛	
臂臑	臂外侧，三角肌止点处，当曲池与肩髃连线上，曲池上7寸处	肩臂痛、目疾	
肩髃	肩部，三角肌上，臂外展或向前平伸时，当肩峰前下方凹陷处	肘臂痛、上肢不遂	
巨骨	肩上部，当锁骨肩峰端与肩胛冈之间凹陷处	肩臂痛	
	颈部	咽喉疾病	
天鼎	颈外侧部，胸锁乳突肌后缘，当喉结旁，扶突穴与缺盆连线中点	暴喑、咽喉肿痛	
扶突	颈外侧部，喉结旁，当胸锁乳突肌的前后缘之间	暴喑、咽喉肿痛	
	面部	鼻疾	
口禾髎	上唇部，鼻孔外缘直下，平水沟穴	鼻塞、鼻衄、口歪	
迎香	鼻翼外缘中点旁，当鼻唇沟中	鼻渊、鼻塞、鼻衄、口歪	

表3 足阳明胃经腧穴

穴名	定位	主治	备注
	头面部	头面、目、鼻、口齿疾病	
承泣	面部瞳孔直下，当眼球与眶下缘之间	目赤肿痛，迎风流泪	足阳明、阳跷交会穴
四白	面部瞳孔直下，当眶下孔凹陷处	目赤痛痒，口眼歪斜	
巨髎	面部瞳孔直下，平鼻翼下缘处，当鼻唇沟外侧	口眼歪斜，鼻塞，齿痛	
地仓	面部口角外侧，上直对瞳孔	口歪，流涎	
大迎	在下颌角前方，咬肌附着部的前缘，当面动脉搏动处	口歪，齿痛，颊肿，牙关紧闭	
颊车	下颌角前上方一横指，咀嚼时咬肌隆起最高点处	口歪，齿痛，颊肿，牙关紧闭	
下关	面部耳前方颧弓与下颌切迹所形成的凹陷中	耳鸣，耳聋，齿痛，口眼歪斜	足阳明、少阳交会穴
头维	头侧部，额角发际上0.5寸处	头痛，目疾	
	颈胸部	喉胸肺疾	
人迎	颈部喉结旁，当胸锁乳突肌的前缘，颈总动脉搏动处	咽喉肿痛，气喘	
水突	颈部胸锁乳突肌的前缘，当人迎与气舍连线的中点	咽喉肿痛，气喘	
气舍	颈部，当锁骨内侧端的上缘，胸锁乳突肌的胸骨头与锁骨头之间	咽喉肿痛	
缺盆	锁骨上窝中央，距前正中线4寸	咳喘，咽喉肿痛	
气户	胸部，当锁骨中点下缘，距前正中线4寸	咳喘	
库房	胸部，当第1肋间隙，距前正中线4寸	咳嗽，胸胁胀痛	
屋翳	胸部，当第2肋间隙，距前正中线4寸	咳嗽，乳痈	
膺窗	胸部，当第3肋间隙，距前正中线4寸	咳嗽，乳痈，胸胁胀痛	
乳中	胸部，当第4肋间隙，乳头中央，距前正中线4寸	(禁针灸)	
乳根	胸部，当乳头直下，乳房根部，第5肋间隙，距前正中线4寸	咳嗽，胸痛，乳汁少	

穴名	定位	主治	备注
	上腹部	胃肠病、神志病	
不容	脐中上6寸，距前正中线2寸	胃痛，呕吐，腹胀	
承满	脐中上5寸，距前正中线2寸	胃痛，肠鸣，腹胀	
梁门	脐中上4寸，距前正中线2寸	胃痛，呕吐，食欲不振	
关门	脐中上3寸，距前正中线2寸	肠鸣，腹痛，泄泻	
太乙	脐中上2寸，距前正中线2寸	胃痛，癫狂	
滑肉门	脐中上1寸，距前正中线2寸	呕吐，癫狂	
天枢	腹中部，距脐中2寸	肠鸣，便秘，泄泻，绕脐痛	大肠募穴
	下腹部	前阴病、妇科病	
外陵	脐中下1寸，距前正中线2寸	腹痛，疝气	
大巨	脐中下2寸，距前正中线2寸	腹痛，疝气，小便不利	
水道	脐中下3寸，距前正中线2寸	疝气，小便不利	
归来	脐中下4寸，距前正中线2寸	月经不调，疝气	
气冲	腹股沟稍上方，当脐中下5寸距前正中线2寸	月经不调，疝气，阳痿	
	膝上部	下肢局部疾病	
髀关	髂前上棘与髌底外侧端的连线上，屈股时平会阴，居缝匠肌外侧凹陷处	下肢痿痹	
伏兔	大腿前面，当髂前上棘与髌底外侧端的连线上，髌底上6寸	下肢痿痹	
阴市	大腿前面，当髂前上棘与髌底外侧端的连线上，髌底上3寸	下肢痿痹	
梁丘	屈膝，在大腿前面，当髂前上棘与髌底外侧端的连线上，髌底上2寸	胃痛，膝痛	
犊鼻	屈膝，在膝部髌骨与髌韧带外侧凹陷中	膝痛麻木	郄穴
	小腿部	胃肠病，神志病	
足三里	小腿前外侧，当犊鼻下3寸，距胫骨前缘一横指（中指）	胃痛，呕吐，腹胀，泄泻，下肢痹痛，虚劳羸瘦	合穴
上巨虚	小腿前外侧，犊鼻下6寸，距胫骨前缘1横指（中指）	肠鸣腹痛，泄泻，下肢痿痹	大肠下合穴

续表

穴名	定位	主治	备注
	小腿部	胃肠病,神志病	
条口	小腿前外侧,当犊鼻下8寸,距胫骨前缘一横指(中指)	下肢痿痹	
下巨虚	小腿前外侧,当犊鼻下9寸,距胫骨前缘一横指(中指)	下腹痛,下肢痿痹,乳痈	小肠下合穴
丰隆	小腿前外侧,当外踝尖上8寸,条口外,距胫骨前缘二横指(中指)	痰多咳嗽,头痛,呕吐,癫狂病	络穴
	足部	头面五官疾、胃肠、神志、热病	
解溪	足背与小腿交界处的横纹中央凹陷中,当踇长伸肌腱与趾长伸肌腱之间	头痛,眩晕,癫狂	经穴
冲阳	足背最高处,当踇长伸肌腱与趾长伸肌腱之间,足背动脉搏动处	口歪	原穴
陷谷	足背部,当第2、第3跖骨结合部前方凹陷处	目赤肿痛,肠鸣腹痛,热病	输穴
内庭	足背部,当第2、第3趾间,趾蹼缘后方赤白肉际处	口歪,鼻衄,胃痛,痢疾,足背肿痛,齿痛,热病	荥穴
厉兑	足第2趾末节外侧,距趾甲角0.1寸	齿痛,咽喉肿痛,腹胀,多梦,癫狂	井穴

表4 足太阴脾经腧穴

穴名	定位	主治	备注
	下肢部	脾胃病为主,其次为妇科病、前阴病	
隐白	足大趾末节内侧,距趾甲角0.1寸	腹胀、月经过多、崩漏	井穴
大都	足内侧缘,当足大趾本节(第1跖趾关节)前下方赤白肉际凹陷处	腹胀、胃痛、热病	荥穴
太白	足内侧缘,当足大趾本节(第1跖趾关节)后下方赤白肉际凹陷处	胃痛、腹胀、泄泻	输穴、原穴
公孙	足内侧缘,当第1趾骨基底的前下方	胃痛、呕吐、腹痛、泄泻、痢疾	络穴、八脉交会(通冲脉)
商丘	足内踝前下方凹陷中,当舟骨结节与内踝尖连线处	腹胀、泄泻、便秘、足跟痛	经穴
三阴交	小腿内侧,当足内踝尖上3寸,胫骨内侧缘后方	肠鸣腹胀、泄泻、月经不调、滞产、遗精、小便不利、失眠	足三阴经交会穴

穴名	定位	主治	备注
	下肢部	脾胃病为主，其次为妇科病、前阴病	
漏谷	小腿内侧，当内踝尖与阴陵泉的连线上距内踝尖6寸，胫骨内侧缘后方	腹胀、肠鸣、下肢痿痹	
地机	小腿内侧，当内踝尖与阴陵泉的连线上，阴陵泉下3寸	腹痛、泄泻、痛经、遗精、小便不利、月经不调	郄穴
阴陵泉	小腿内侧，当胫骨内侧髁后下方凹陷处	腹胀、泄泻、小便不利、水肿	合穴
血海	屈膝，在大腿内侧，髌底内侧端上2寸，当股四头肌内侧头的隆起处	月经不调、瘾疹、湿疹	
箕门	大腿内侧，当血海与冲门连线上，血海上6寸	小便不利、遗尿	
	腹部	胃肠病为主	
冲门	腹股沟外侧，距耻骨联合上缘中点3.5寸，当髂外动脉搏动处的外侧	腹痛、疝气	足太阴、厥阴交会穴
府舍	下腹部，当脐中下4寸，冲门上方0.7寸，距前正中线4寸	腹痛、疝气	
腹结	下腹部，大横下1.3寸，距前正中线4寸	腹痛、疝气	
大横	腹中部，距脐中4寸	便秘、泄泻、腹痛	足太阴、阴维脉交会穴
腹哀	上腹部，当脐中上3寸，距前正中线4寸	腹痛、便秘、痢疾	
	胸部	胸、肺疾病	
食窦	胸外侧部，当第5肋间隙，距前正中线6寸	胸胁胀痛	
天溪	胸外侧部，当第6肋间隙，距前正中线6寸	咳嗽、胸胁胀痛、乳痈	
胸乡	胸外侧部，当第3肋间隙，距前正中线6寸	胸胁胀痛	
周荣	胸外侧部，当第2肋间隙，距前正中线6寸	咳嗽、胸胁胀痛	
大包	侧胸部腋中线上，当第6肋间隙处	咳嗽、胸胁胀痛、全身疼痛、四肢无力	脾之大络

表5 手少阴心经腧穴

穴名	定位	主治	备注
	上肢部	心胸、神志病	
极泉	腋窝正中，腋动脉搏动处	心痛、胁肋疼痛、瘰疬	
青灵	臂内侧，当极泉与少海的联线上，肘横纹上3寸，肱二头肌的内侧沟中	胁痛、肩臂疼痛	
少海	屈肘，位于肘横纹内侧端与肱骨内上髁连线的中点	心痛、肘臂疼痛、瘰疬	合穴
灵道	腕横纹上1.5寸，尺侧腕屈肌腱的桡侧	心痛、肘臂疼痛、瘛疭	经穴
通里	腕横纹上1寸，尺侧腕屈肌腱的桡侧	心悸、舌强不语、暴喑	络穴
阴郄	腕横纹上0.5寸，尺侧腕屈肌腱的桡侧	心悸、盗汗	郄穴
神门	腕掌侧横纹尺侧端，尺侧腕屈肌腱的桡侧凹陷中	心痛、心烦、健忘、失眠、癫狂病	输穴、原穴
少府	手掌面，第4、第5掌骨之间，握拳时当小指间处	心悸、胸痛、小便不利、阴痒痛	荥穴
少冲	手小指桡侧，距指甲角0.1寸	心悸、心痛、癫狂、昏迷、热病	井穴

表6 手太阳小肠经腧穴

穴名	定位	主治	备注
	手肘部	头面五官、咽喉和神志、热病	
少泽	手小指末节尺侧，距指甲角0.1寸	头痛、咽喉肿痛、目翳、乳汁少	井穴
前谷	手掌尺侧，微握拳，当小指本节（第5掌指关节）前的掌指横纹赤白肉际	热病、昏迷头痛、目痛、咽喉肿痛、	荥穴
后溪	手掌尺侧，微握拳，当小指本节（第5掌指关节）后的远侧掌横纹头赤白肉际	头项强痛、目赤、耳聋、手指肘臂挛痛、癫狂病	输穴、八脉交会（通督脉）
腕骨	手掌尺侧，当第5掌骨基底与钩骨之间的凹陷处，赤白肉际	头项强痛、目翳耳鸣、指挛腕痛、黄疸、热病	原穴

穴名	定位	主治	备注
	手肘部	头面五官、咽喉和神志、热病	
阳谷	手腕尺侧,当尺骨茎突与三角骨之间的凹陷处	头痛目眩、耳鸣、腕痛、癫狂病	经穴
养老	前臂背面尺侧,当尺骨小头近端桡侧凹陷中	目视不明	郄穴
支正	前臂背面尺侧,当阳谷与小海的连线上,腕背横纹上5寸	项强、肘挛、癫狂、热病	络穴
小海	肘内侧,当尺骨鹰嘴与肱骨内上髁之间凹陷处	肘臂挛痛、癫狂	合穴
	肩胛部	肩胛疾病	
肩贞	肩关节后下方,臂内收时,腋后纹头上1寸	肩臂疼痛	
臑俞	肩部,当腋后纹头直上,肩胛冈下缘凹陷中	肩臂疼痛	
天宗	肩胛部,当冈下窝中央凹陷处,与第4胸椎相平	肩胛疼痛、乳痛	
秉风	肩胛部冈上窝中央,天宗直上,举臂有凹陷处	肩胛疼痛	
曲垣	肩胛部,冈上窝内侧端,当臑俞与第2胸椎棘突连线的中点处	肩胛疼痛	
肩外俞	背部,当第1胸椎棘突下,旁开3寸	肩胛疼痛、颈项强急	
肩中俞	背部,当第7颈椎棘突下,旁开2寸	肩背疼痛	
	颈部	咽喉、耳疾	
天窗	胸锁乳突肌的后缘,扶突后,与喉结相平	耳鸣、耳聋、咽喉肿痛	
天容	当下颌角的后方,胸锁乳突肌的前缘凹陷中	耳鸣、耳聋、咽喉肿痛	
	面部	口、齿、耳疾	
颧髎	目外眦直下,颧骨下缘凹陷处	齿痛、口眼歪斜	手少阳、太阳交会穴
听宫	耳屏前,下颌骨髁状突的后方,张口时呈凹陷处	耳鸣、耳聋	手足少阳、手太阳交会穴

表7 足太阳膀胱经腧穴

穴名	定位	主治	备注
	头项部	头项、目、耳、鼻疾，神志病	
睛明	目内眦稍上方凹陷处	目疾	手足太阳、阴阳跷交会穴
攒竹	当眉头陷中，眶上切迹处	头痛、目赤肿痛	
眉冲	攒竹直上入发际0.5寸，神庭与曲差连线之间	头痛、眩晕、鼻塞、癫痫	
曲差	前发际直上0.5寸，旁开1.5寸，即神庭与头维连线的内1/3与中1/3交点上	头痛、鼻塞、鼻衄	
五处	前发际正中直上1寸，旁开1.5寸	头痛、眩晕、癫痫	
承光	前发际正中直上2.5寸，旁开1.5寸	头痛、鼻塞	
通天	前发际正中直上4寸，旁开1.5寸	头痛、眩晕、鼻塞、鼻衄	
络却	前发际正中直上5.5寸，旁开1.5寸	头痛、耳鸣、鼻塞	
玉枕	后发际正中直上2.5寸，旁开1.3寸，平枕外隆凸上缘的凹陷处	头项痛、目痛、鼻塞	
天柱	大筋（斜方肌）外缘之后发际凹陷中，约当后发际正中旁开1.3寸	头痛、项强、鼻塞	
	1~7椎侧第一行	心肺疾病为主	
大杼	第1胸椎棘突下，旁开1.5寸	咳嗽、发热、项强、肩背痛	骨会，手足太阳交会穴
风门	第2胸椎棘突下，旁开1.5寸	伤风、咳嗽、项强、胸背痛	足太阳、督脉交会穴
肺俞	第3胸椎棘突下，旁开1.5寸	咳嗽、气喘、吐血、骨蒸、鼻塞	背俞穴
厥阴俞	第4胸椎棘突下，旁开1.5寸	咳嗽、心痛	背俞穴
心俞	第5胸椎棘突下，旁开1.5寸	咳嗽、吐血、心痛、健忘、癫痫	背俞穴
督俞	第6胸椎棘突下，旁开1.5寸	心痛	
膈俞	第7胸椎棘突下，旁开1.5寸	咳嗽、吐血、呕吐	
	9~13椎侧第一行	胃肠疾病为主，胸肺疾病次之	
肝俞	第9胸椎棘突下，旁开1.5寸	胁痛、吐血、目眩、背痛、水肿	背俞穴
胆俞	第10胸椎棘突下，旁开1.5寸	胁痛、黄疸、癫狂痫	背俞穴
脾俞	第11胸椎棘突下，旁开1.5寸	腹胀、泄泻、痢疾、黄疸	背俞穴
胃俞	第12胸椎棘突下，旁开1.5寸	胃脘痛、呕吐、肠鸣	背俞穴
三焦俞	第1腰椎棘突下，旁开1.5寸	腹胀、呕吐、腰背疼痛	背俞穴

穴名	定位	主治	备注
14 椎~臀侧第一行		肠及妇科、前阴病	
肾俞	第2腰椎棘突下，旁开1.5寸	遗尿、遗精、阳痿、月经不调、腰痛、水肿、耳鸣、耳聋	背俞穴
气海俞	第3腰椎棘突下，旁开1.5寸	肠鸣、腹痛、痛经、腰痛	
大肠俞	第4腰椎棘突下，旁开1.5寸	腹胀、泄泻、便秘、腰痛	背俞穴
关元俞	第5腰椎棘突下，旁开1.5寸	泄泻、腰痛	
小肠俞	骶正中嵴旁1.5寸，平第1骶后孔	腹痛、泄泻、遗尿	背俞穴
膀胱俞	骶正中嵴旁1.5寸，平第2骶后孔	遗尿、腰脊强痛	背俞穴
中膂俞	骶正中嵴旁1.5寸，平第3骶后孔	泄泻、腰脊强痛	
白环俞	骶正中嵴旁1.5寸，平第4骶后孔	遗精、月经不调、白带、腰骶疼痛	
上髎	髂后上棘与后正中线之间，适对第1骶后孔处	小便不利、带下、阴挺、腰痛	
次髎	髂后上棘内下方，适对第2骶后孔处	月经不调、带下、小便不利、遗精	
中髎	次髎下内方，适对第3骶后孔处	月经不调、带下、小便不利、腰痛	
下髎	中髎下内方，适对第4骶后孔处	小便不利、带下、便秘	
会阳	尾骨端旁开0.5寸	泄泻、痔疮、带下	
腘以上		局部疾病及肠疾病	
承扶	臀下横纹的中点	腰骶臀股部疼痛	
殷门	承扶与委中的连线上，承扶下6寸	腰痛、下肢痿痹	
浮郄	腘横纹外侧端，委阳上1寸，当股二头肌腱的内侧	股腘部疼痛、麻木	
委阳	腘横纹外侧端，当股二头肌的内侧	腹满、小便不利、腿足挛痛	
委中	腘横纹中点	小便不利、遗尿、腰痛、下肢痿痹、腹痛、吐泻	合穴、膀胱下合穴
1~7椎侧第二行		胸肺疾病	
附分	第2胸椎棘突下，旁开3寸	项强、肩背拘急	手足太阳交会穴
魄户	第3胸椎棘突下，旁开3寸	咳嗽、肺痨、项强、肩背痛	
膏肓	第4胸椎棘突下，旁开3寸	咳嗽、肺痨、气喘、健忘、遗精	
神堂	第5胸椎棘突下，旁开3寸	咳嗽、气喘、胸闷	
譩譆	第6胸椎棘突下，旁开3寸	咳嗽、肩背痛、疟疾、热病	
膈关	第7胸椎棘突下，旁开3寸	胸闷、嗳气、呕吐	

穴名	定位	主治	备注
	9~13椎侧第二行	胃肠疾病	
魂门	第9胸椎棘突下，旁开3寸	胸胁痛、呕吐、背痛、黄疸	
阳刚	第10胸椎棘突下，旁开3寸	肠鸣、腹痛、泄泻	
意舍	第11胸椎棘突下，旁开3寸	腹胀、呕吐、泄泻	
胃仓	第12胸椎棘突下，旁开3寸	胃脘痛、腹胀	
肓门	第1腰椎棘突下，旁开3寸	腹痛、便秘	
	14~21椎侧第二行	肠及妇科、前阴病	
志室	第2腰椎棘突下，旁开3寸	遗精、小便不利、腰脊强痛	
胞肓	平第2骶后孔，骶正中嵴旁开3寸	便秘、癃闭、腰脊强痛	
秩边	平第4骶后孔，骶正中嵴旁开3寸	小便不利、痔疾、腰骶疼痛	
	胫足部	头项五官、背腰、神志、下肢后侧疾病	
合阳	委中与承山的连线上，委中下2寸	腰脊强痛	
承筋	委中与承山的连线上，腓肠肌肌腹中央，委中下5寸	痔疾、腰腿拘急疼痛	
承山	委中与昆仑之间，当伸直小腿或足跟上提时腓肠肌肌腹下出现尖角凹陷处	便秘、痔疾、腰腿拘急疼痛	
飞扬	外踝后昆仑直上7寸，承山外下方1寸处	头痛、目眩、腰腿疼痛	络穴
跗阳	外踝后昆仑直上3寸	头痛、腰骶疼痛、下肢痿痹	郄穴（阳跷）
昆仑	外踝尖与跟腱之间凹陷处	头痛、项强、目眩、腰痛、难产、癫痫	经穴
仆参	昆仑直下，跟骨外侧赤白肉际处	足跟痛、癫狂痫	
申脉	外踝直下方凹陷中	目赤、失眠、目眩、腰腿痛、癫狂痫	八脉交会（通阳跷）
金门	外踝前缘直下，骰骨下缘处	头痛、癫痫	郄穴
京骨	第5跖骨粗隆下方，赤白肉际处	头痛、项强、腰腿痛、癫痫	原穴
束骨	足小趾本节（第5跖趾关节）的后方，赤白肉际处	头痛、项强、目眩、腰腿痛、癫痫	输穴
足通谷	足小趾本节（第5跖趾关节）的前方，赤白肉际处	头痛、项强、鼻衄、目眩、癫痫	荥穴
至阴	足小趾末节外侧，距趾甲角0.1寸	头痛、目痛、鼻衄、难产、胎位不正	井穴

表8　足少阴肾经腧穴

穴位	定位	主治	备注
	足部	妇科、前阴、肠、肺、咽喉疾病	
涌泉	足底部，卷足时足前部凹陷处，约当足底第2、第3趾趾缝纹头端与足跟连线的前1/3与后2/3交点上	咽喉肿痛、便秘、小便不利、癫狂、昏厥头痛、失眠、目眩、小儿惊风	井穴
然谷	足内侧缘，足舟骨粗隆下方，赤白肉际	月经不调、遗精、咳血、消渴	荥穴
太溪	足内侧内踝后方，当内踝尖与跟腱之间的凹陷处	月经不调、咳血、咽喉肿痛、齿痛、失眠、腰痛、耳鸣耳聋	原穴、输穴
大钟	足内侧内踝后下方，当跟腱附着部的内侧前方凹陷处	癃闭、遗尿、便秘、足跟痛、痴呆	络穴
水泉	足内侧内踝后下方，当太溪直下1寸跟骨结节内侧凹陷处	月经不调、痛经、小便不利	郄穴
照海	足内侧，内踝尖下方凹陷处	癫痫、月经不调、咽喉干痛、便秘、失眠	八脉交会（通阴跷）
	小腿部	妇科、前阴、肠疾病	
复溜	太溪直上2寸，跟腱的前方	水肿、泄泻、盗汗、热病汗不出	经穴
交信	太溪直上2寸，复溜前0.5寸，胫骨内侧缘的后方	月经不调、阴挺	阴跷郄穴
筑宾	太溪与阴谷连线上，太溪上5寸，腓肠肌肌腹的内下方	疝气、呕吐、小腿疼痛，癫狂	阴维郄穴
阴谷	腘窝内侧，屈膝时当半腱肌腱与半膜肌腱之间	阳痿、崩漏、小便不利	合穴
	下腹部	妇科、前阴、肠疾病	
横骨	脐中下5寸，前正中线旁开0.5寸	遗精、月经不调	交会穴
大赫	脐中下4寸，前正中线旁开0.5寸	遗精、带下	
气穴	脐中下3寸，前正中线旁开0.5寸	月经不调、泄泻	
四满	脐中下2寸，前正中线旁开0.5寸	月经不调、疝气、腹痛	
中注	脐中下1寸，前正中线旁开0.5寸	月经不调、便秘	
	上腹部	胃肠疾病	
肓俞	脐中旁开0.5寸	腹痛、便秘腹痛、便秘	
商曲	脐中上2寸，前正中线旁开0.5寸	腹痛、便秘、泄泻	

续表

穴位	定位	主治	备注
	上腹部	胃肠疾病	
石关	脐中上3寸，前正中线旁开0.5寸	腹痛、呕吐	
阴都	脐中上4寸，前正中线旁开0.5寸	腹痛、腹胀	
腹通谷	脐中上5寸，前正中线旁开0.5寸	腹痛、呕吐	
幽门	脐中上6寸，前正中线旁开0.5寸	腹痛、呕吐、泄泻	
	胸部	胸肺疾病	
步廊	第5肋间隙，前正中线旁开2寸	咳嗽、气喘、胸胁胀满	
神封	第4肋间隙，前正中线旁开2寸	咳嗽、气喘、胸胁胀满	
灵墟	第3肋间隙，前正中线旁开2寸	咳嗽、气喘、胸胁胀满	
神藏	第2肋间隙，前正中线旁开2寸	咳嗽、气喘、胸痛	
彧中	第1肋间隙，前正中线旁开2寸	咳嗽、气喘、胸胁胀满	
俞府	锁骨下缘，前正中线旁开2寸	咳嗽、气喘、胸痛	

表9　手厥阴心包经腧穴

穴名	定位	主治	备注
	胸、上臂部	心胸疾病	
天池	第4肋间隙，乳头外1寸，前正中线旁开5寸	胸闷，瘰疬	
天泉	腋前纹头下2寸，肱二头肌的长、短头之间	心痛，胸胁胀痛	
	手臂部	心胸胃、神志、热病	
曲泽	肘横纹中，当肱二头肌腱的尺侧缘	心痛，胃痛，呕吐，心悸	合穴
郄门	曲泽与大陵的连线上，腕横纹上5寸	心痛，心悸，呕血	郄穴
间使	曲泽与大陵的连线上，腕横纹上3寸，掌长肌腱与桡侧腕屈肌腱之间	心痛，呕吐，癫狂痫，疟疾	经穴
内关	曲泽与大陵的连线上，腕横纹上2寸，掌长肌腱与桡侧腕屈肌腱之间	心痛，心悸，胸闷，呕吐，癫痫	络穴、八脉交会（通阴维）
大陵	腕横纹的中点处，当掌长肌腱与桡侧腕屈肌腱之间	心痛，呕吐，癫狂，疮疡，热病	输穴、原穴
劳宫	第2~3掌骨之间偏于第3掌骨，握拳屈指时中指尖处	心痛，癫狂痫，口疮	荥穴
中冲	手中指末节尖端中央	心痛，热病，昏迷	井穴

表10　手少阳三焦经腧穴

穴名	定位	主治	备注
	手肘部	侧头、耳、目、胸胁、咽喉、热病	
关冲	无名指尺侧指甲角旁约0.1寸处	头痛，目赤，耳聋，咽喉肿痛，热病	井穴
液门	第4、第5指间，指蹼缘后方赤白肉际处	头痛，目赤，耳聋，咽喉肿痛，疟疾	荥穴
中渚	环指本节（掌指关节）的后方，当第4、第5掌骨间凹陷处	头痛，目赤，耳聋，咽喉肿痛，热病	输穴
阳池	在腕背横纹中，当指伸肌腱的尺侧缘凹陷处	头痛，目赤，耳聋，咽喉肿痛，热病，疟疾，消渴	原穴
外关	阳池与肘尖的连线上，腕背横纹上2寸，尺骨与桡骨之间	头痛，目赤，耳聋，咽喉肿痛，热病，胁肋痛，上肢痹痛	络穴、八脉交会（通阳维）
支沟	当阳池与肘尖的连线上，腕背横纹上3寸，尺骨与桡骨之间	暴喑，胁肋痛，便秘，热病	经穴
会宗	前臂背侧，当腕背横纹上3寸，支沟尺侧，尺骨的桡侧缘	耳聋，癫狂痫	郄穴
三阳络	腕背横纹上4寸，尺骨与桡骨之间	耳聋，暴喑，上肢痹痛	
四渎	阳池与肘尖的连线上，肘尖下5寸，尺骨与桡骨之间	耳聋，暴喑，齿痛，上肢痹痛	
天井	臂外侧，屈肘时当肘尖直上1寸凹陷处	偏头痛，瘰疬，癫狂痫	合穴
	肩臂部	局部疾患为主	
清冷渊	屈肘时当肘尖直上2寸，即天井上1寸	上肢痹痛，目黄	
消泺	清冷渊与臑会连线的中点处	颈项强痛	
臑会	肘尖与肩髎穴的连线上，肩髎下3寸三角肌的后下缘	上肢痹痛	
肩髎	肩髃后方，当臂外展时，于肩峰后下方呈现凹陷处	肩臂挛痛不遂	
天髎	肩井与曲垣的中间，当肩胛骨上角处	肩背痛，颈项强急	
	颈侧头部	侧头、耳、目疾病	
天牖	颈侧部，当乳突的后方直下，平下颌角，胸锁乳突肌的后缘	头痛，耳聋，项强，瘰疬	

续表

穴名	定位	主治	备注
	颈侧头部	侧头、耳、目疾病	
翳风	乳突与下颌角之间的凹陷处	口眼歪斜，颊肿	
瘈脉	角孙至翳风之间，沿耳轮连线的中、下 1/3 的交点处	头痛，耳聋，耳鸣	
颅息	角孙至翳风之间，沿耳轮连线的上、中 1/3 的交点处	头痛，耳聋，耳鸣	
角孙	耳尖直上入发际处	颊肿，齿痛，目翳	
耳门	面部，当耳屏上切迹的前方，下颌骨髁状突后缘，张口有凹陷处	耳聋，耳鸣，齿痛	
耳和髎	头侧部，当鬓发后缘，平耳郭根部之前方，颞浅动脉的后缘	头痛，耳聋，牙关紧闭	
丝竹空	面部，当眉梢凹陷处	头痛，目疾	

表 11 足少阳胆经腧穴

穴名	定位	主治	备注
	头部	头、项、五官疾病	
瞳子髎	目外眦旁，当眶外侧缘处	头痛、目疾	
听会	耳屏间切迹的前方，下颌骨髁状突的后缘，张口有凹陷处	耳鸣、耳聋、齿痛	
上关	下关直上，当颧弓的上缘凹陷处	偏头痛、耳鸣、耳聋、齿痛、口歪	
颔厌	头维与曲鬓弧形连线的上 1/4 与下 3/4 交点处	偏头痛、耳鸣、目眩	
悬颅	头维与曲鬓弧形连线的中点处	偏头痛、目赤肿痛	
悬厘	头维与曲鬓弧形连线的上 3/4 与下 1/4 交点处	偏头痛、目赤肿痛	
曲鬓	耳前鬓角发际后缘的垂线与耳尖水平线交点处	头痛、牙关紧闭	
率谷	耳尖直上入发际 1.5 寸，角孙直上方	偏头痛、眩晕	
天冲	耳根后缘直上入发际 2 寸，率谷后 0.5 寸处	头痛、牙龈肿痛	
浮白	耳后乳突的后上方，天冲与完骨的弧线连线的中 1/3 与上 1/3 交点处	头痛、耳聋、耳鸣	

穴名	定位	主治	备注
	头部	头、项、五官疾病	
头窍阴	耳后乳突的后上方,天冲与完骨的弧线连线的中1/3与下1/3交点处	头痛、耳聋	
完骨	耳后乳突的后下方凹陷处	头痛、颈项强痛	
本神	前发际上0.5寸,神庭旁开3寸,神庭与头维连线的内2/3与外1/3的交点处	头痛、目眩、癫痫	
阳白	瞳孔直上,眉上1寸	前头痛、目疾	
头临泣	瞳孔直上前发际上0.5寸,神庭与头维连线的中点处	头痛、目疾、鼻塞	
目窗	前发际上1.5寸,头正中线旁开2.25寸	目疾、头痛、鼻塞	
正营	前发际上2.5寸,头正中线旁开2.25寸	偏头痛、目眩	
承灵	前发际上4寸,头正中线旁开2.25寸	头痛、鼻塞	
脑空	枕外隆凸的上缘外侧,头正中线旁开2.25寸,平脑户	头痛、癫狂痫、颈项强痛	
	肩项部	头项、肩部疾病	
风池	枕骨之下,与风府相平,胸锁乳突肌与斜方肌上端之间的凹陷处	头痛、目疾、鼻渊、颈项强痛、感冒、癫狂痫	
肩井	大椎与肩峰端连线的中点	头项强痛、肩背疼痛、乳痈、滞产	
	胸胁部	胸胁部疾病	
渊液	腋中线上,腋下3寸,第4肋间隙中	胁肋痛	
辄筋	渊腋前1寸,平乳头,第4肋间隙中	胁肋痛	
日月	乳头直下,第7肋间隙,前正中线旁开4寸	胁肋疼痛、呕吐、黄疸	胆的募穴
	季胁下	妇科、前阴、肠疾病	
京门	章门后1.8寸,当第12肋骨游离端的下方	小便不利、水肿、腰胁痛	肾的募穴
带脉	第11肋骨游离端下方垂线与脐水平线的交点上	腹满、月经不调、带下	

续表

穴名	定位	主治	备注
	季胁下	妇科、前阴、肠疾病	
五枢	髂前上棘的前方，横平脐下3寸处	腹满、带下	
维道	髂前上棘的前下方，五枢前下0.5寸	腹满、带下、疝气、阴挺	
	髀枢、膝部	腰腿疾病	
居髎	髂前上棘与股骨大转子最凸点连线的中点处	腰痛、下肢痹痛	
环跳	侧卧屈股，当股骨大转子最凸点与骶管裂孔连线的外1/3与中1/3交点处	腰痛、下肢痹痛	
风市	腘横纹上7寸，或直立垂手时，中指尖处	下肢痹痛、遍身瘙痒	
中渎	风市下2寸，或腘横纹上5寸，股外侧肌与股二头肌之间	下肢痹痛	
膝阳关	阳陵泉上3寸，股骨外上髁上方的凹陷处	膝肿痛	
	胫足部	头面五官、胁部疾病，神志、热病	
阳陵泉	腓骨头前下方凹陷处	胁痛、下肢痹痛、黄疸、小儿惊风	合穴、筋会
阳交	小腿外侧，当外踝尖上7寸，腓骨后缘	胸胁胀痛、下肢痹痛、癫狂	阳维脉郄穴
外丘	外踝尖上7寸，腓骨前缘，平阳交	胸胁胀痛、下肢痹痛、癫狂	郄穴
光明	小腿外侧，当外踝尖上5寸，腓骨前缘	目疾、下肢痹痛	络穴
阳辅	外踝尖上4寸，腓骨前缘稍前方	偏头痛、下肢痹痛	经穴
悬钟	外踝尖上3寸，腓骨前缘	胁痛、下肢痹痛、颈项强痛	髓会
丘墟	趾长伸肌腱的外侧凹陷处	颈项强痛、下肢痹痛	原穴
足临泣	足4趾本节（第4跖趾关节）的后方，小趾伸肌腱外侧凹陷处	目疾、胁痛、月经不调	输穴、八脉交会（通带脉）
地五会	第4~5跖骨之间，小趾伸肌腱的内侧缘	目赤肿痛、乳痈、足背肿痛	
侠溪	第4~5趾间，趾蹼缘后方赤白肉际处	头痛、目疾、耳聋、耳鸣、胁肋痛、热病	荥穴
足窍阴	足第4趾末节，趾外侧距趾甲角0.1寸	头痛、目赤肿痛、咽喉肿痛、热病	井穴

表 12 足厥阴肝经腧穴

穴名	定位	主治	备注
	足部	肝胆病、前阴病、妇科病、头面病	
大敦	足大趾末节外侧，距趾甲角0.1寸	疝气、遗尿、崩漏、阴挺、癫痫	井穴
行间	足背侧，当第1～2趾之间，趾蹼缘的后方赤白肉际处	崩漏、小便不利、头痛、口歪、癫狂痫、目赤肿痛、胁痛	荥穴
太冲	足背侧，当第1跖骨间隙的后方凹陷处	遗尿、头痛、眩晕、癫痫、口歪、崩漏、疝气、胁痛	输穴、原穴
中封	足背侧，当足内踝前，商丘与解溪连线之间，胫骨前肌腱的内侧凹陷处	疝气、小便不利、遗精	经穴
	腿部	前阴病、妇科病、下肢病	
蠡沟	足内踝尖上5寸，胫骨内侧面的中央	月经不调、带下、小便不利	络穴
中都	足内踝尖上7寸，胫骨内侧面的中央	疝气、崩漏、腹痛	郄穴
膝关	胫骨内上髁的后下方，阴陵泉后1寸，腓肠肌内侧头的上部	膝部疼痛	
曲泉	屈膝，当膝关节内侧面横纹内侧端，股骨内侧髁的后缘，半腱肌、半膜肌止端的前缘凹陷处	疝气、小便不利、遗精、腹痛	合穴
阴包	股骨内上髁上4寸，股内肌与缝匠肌之间	月经不调、小便不利、遗尿	
足五里	气冲直下3寸，大腿根部，耻骨结节的下方，长收肌的外缘	小便不利	
阴廉	气冲直下2寸，大腿根部，耻骨结节的下方，长收肌的外缘	月经不调	
	胁腹部	胃肠疾病为主，妇科疾病为次	
急脉	气冲外下方腹股沟股动脉搏动处，前正中线旁2.5寸	疝气、小腹痛	
章门	第11肋游离端的下方	腹痛、泄泻、胁痛	脏会，脾募
期门	在乳头直下，第6肋间隙，正中线旁开4寸	胸胁胀痛、呕吐	肝募

表 13 督脉腧穴

穴名	定位	主治	备注
	尾端～14椎	神志、妇科、前阴、肠疾病	
长强	尾骨端与肛门连线的中点处	便血,痔疮,癫狂痫	络穴
腰俞	后正中线上,适对骶管裂孔	月经不调、腰脊强痛	
腰阳关	后正中线上,第4腰椎棘突下凹陷中	月经不调、遗精、腰痛、下肢痿痹	
命门	后正中线上,第2腰椎棘突下凹陷中	阳痿、月经不调、遗精、带下、腰痛、泄泻	
	13～9椎	神志病、肠胃病	
悬枢	后正中线上,第1腰椎棘突下凹陷中	腹痛、泄泻、腰脊强痛	
脊中	后正中线上,第11胸椎棘突下凹陷中	泄泻、黄疸、癫痫	
中枢	后正中线上,第10胸椎棘突下凹陷中	呕吐、黄疸、腰脊强痛	
筋缩	后正中线上,第9胸椎棘突下凹陷中	胃痛、脊强、癫狂痫	
	7～1椎	神志、心肺疾病,热病	
至阳	后正中线上,第7胸椎棘突下凹陷中	黄疸、咳喘、脊强、背痛	
灵台	后正中线上,第6胸椎棘突下凹陷中	咳嗽、气喘、疔疮	
神道	后正中线上,第5胸椎棘突下凹陷中	咳嗽、胸痛、心悸	
身柱	后正中线上,第3胸椎棘突下凹陷中	咳嗽、气喘、癫狂、脊强、背痛	
陶道	后正中线上,第1胸椎棘突下凹陷中	头痛、疟疾、热病	
大椎	第7颈椎棘突下凹陷中	咳嗽、气喘、头痛、疟疾、热病、癫痫	
哑门	项部,当后发际正中直上0.5寸,第1颈椎下	暴喑、舌强不语、癫狂痫	
风府	项部,当后发际正中直上1寸,枕外隆凸直下,两侧斜方肌之间凹陷中	头痛、项强、眩晕、咽喉肿痛、癫狂	
	头部	神志病,头面五官疾病	
脑户	后发际正中直上2.5寸,风府穴上1.5寸,枕外隆凸的上缘凹陷处	头晕、项强、癫痫	
强间	后发际正中直上4寸	癫痫、头痛、目眩	
后顶	后发际正中直上5.5寸	头痛、眩晕、癫狂痫	
百会	前发际正中直上5寸,或两耳尖连线的中点	头痛、眩晕、癫狂痫、中风、脱肛、阴挺	

穴名	定位	主治	备注
	头部	神志病，头面五官疾病	
前顶	前发际正中直上3.5寸	头痛、鼻渊、癫痫	
囟会	前发际正中直上2寸	头痛、眩晕、鼻渊、癫狂痫	
上星	前发际正中直上1寸	头痛、鼻渊、鼻衄、癫痫	
神庭	前发际正中直上0.5寸	头痛、眩晕、癫狂痫	
	口鼻部	神志病，鼻、口、齿疾病	
素髎	当鼻尖的正中央	鼻疾病、惊厥、昏迷	
人中	人中沟的上1/3与中1/3交点处	口眼歪斜、癫狂痫、小儿惊风、昏迷、腰痛	
兑端	上唇的尖端，人中沟下端的皮肤与唇的移行部	口眼歪斜、齿龈肿痛、癫狂	
龈交	唇系带与上齿龈的相接处	齿龈肿痛、癫狂	

表14 任脉腧穴

穴名	定位	主治	备注
	下腹部	妇科、前阴病及肠病	
会阴	男性当阴囊根部与肛门连线的中点，女性当大阴唇后联合与肛门连线的中点	小便不利、遗精、月经不调、昏迷	
曲骨	前正中线上，耻骨联合上缘的中点处	小便不利、遗尿、阳痿、带下	
中极	前正中线上，当脐中下4寸	小便不利、遗精、遗尿、月经不调	膀胱募穴
关元	前正中线上，当脐中下3寸	遗尿、阳痿、月经不调、泄泻、虚脱	小肠募穴
石门	前正中线上，当脐中下2寸	腹痛、水肿、泄泻、经闭	三焦募穴
气海	前正中线上，当脐中下1.5寸	腹痛、泄泻、遗尿、崩漏、虚脱	
阴交	前正中线上，当脐中下1寸	腹痛、水肿、月经不调	
	上腹部	胃肠疾病为主，其次是神志病	
神阙	脐中央	腹痛、泄泻、虚脱	
水分	前正中线上，当脐中上1寸	水肿、小便不利、泄泻	
下脘	前正中线上，当脐中上2寸	腹痛、泄泻、呕吐	
建里	前正中线上，当脐中上3寸	胃痛、呕吐、水肿、食欲不振	
中脘	前正中线上，当脐中上4寸	胃痛、呕吐、腹痛、泄泻、水肿	胃募穴，腑会
上脘	前正中线上，当脐中上5寸	胃痛、呕吐、癫狂	
巨阙	前正中线上，当脐中上6寸	胸痛、心悸、呕吐、癫狂痫	心募穴
鸠尾	前正中线上，当胸剑联合部下1寸	胸痛、腹胀、癫狂痫	络穴

续表

穴名	定位	主治	备注
	胸部	胸、心、肺疾病为主，其次为食管疾病	
中庭	前正中线上，平第5肋间，即胸剑结合部	胸胁胀痛、心痛	心包募穴 气会
膻中	前正中线上，平第4肋间，两乳头连线的中点	胸痛、心悸、呕吐、乳少、气喘	
玉堂	前正中线上，平第3肋间	咳嗽、气喘、胸痛	
紫宫	前正中线上，平第2肋间	咳嗽、气喘、胸痛	
华盖	前正中线上，平第1肋间	咳嗽、气喘、胸痛	
璇玑	前正中线上，天突下1寸	咳嗽、气喘、胸痛	
	颈部	舌、咽喉疾病	
天突	前正中线上，胸骨上窝中央	咳嗽、气喘、暴喑、咽喉肿痛、噎嗝	
廉泉	前正中线上，结喉上方，舌骨上缘凹陷处	舌强不语、舌下肿痛、吞咽困难	
	唇部	口齿疾病	
承浆	颏唇沟的正中凹陷处	齿痛，口歪	

8.2.2 火针常用经外奇穴

表15 火针常用经外奇穴

穴名	定位	主治	备注
鼻通穴 (上迎香)	位于人体面部，当鼻翼软骨与鼻甲的交界处，近鼻唇沟上端。取法：仰靠位，在鼻唇沟上端尽处，鼻骨外下缘，于鼻翼软骨与鼻甲的交界处取穴	鼻炎，鼻衄；迎风流泪；感冒，头痛，鼻塞；口眼歪斜，头面疔疮	
夹脊穴	背部，后正中线旁开0.5寸，从第1胸椎到第5腰椎棘突两侧。一侧17穴	根据不同分布部位分别治疗心肺、上肢；胃肠；腰腹及下肢疾患	
血压点	第6~7颈椎间旁开2寸	颈椎病、高血压病	
十七椎下	腰部，后正中线，第5腰椎棘突下	腰腿痛，下肢瘫痪，月经不调，小便不利等	
跟痛	合谷穴后1寸	足跟痛	

穴名	定位	主治	备注
足跟	大陵穴与劳宫穴连线近腕横纹 1/3 处	足跟痛	
八邪	在手背侧，第 1～5 指间，指蹼缘后方赤白肉际处，左右共 8 穴	手背肿痛、手指麻木；毒蛇咬死	
鹤顶	膝上部，髌底中点上方凹陷处	膝痛，下肢无力，瘫痪等	
液点	屈膝，髌底外侧端上 1 寸，梁丘穴下 1 寸处		
膝眼	屈膝，髌韧带两侧凹陷处，在内侧为内膝眼，外侧的为外膝眼	膝痛、腿痛、脚气	
八风	在足背，第 1～5 趾间，趾蹼缘后方赤白肉际处，一足 4 穴，左右共 8 穴	足跗肿痛、趾痛，毒蛇咬伤，脚气	
小天心	大陵穴前 5 分	足跟痛	

下篇

火针技术的临床应用

9 慢性支气管炎

9.1 概述

9.1.1 概念

慢性支气管炎是支气管炎及其周围组织的慢性非特异性炎症，是一种严重危害人民健康的常见病，在我国北方农村发病率最高。病因为慢性刺激和病原微生物感染。

慢性支气管炎属中医学"咳嗽"、"喘证"、"哮证"等范畴。

9.1.2 病因病理

(1) 西医病因病理

病因：常见外因有：感染，初常由病毒性呼吸道感染，继以细菌感染；大气污染，如粉尘、刺激性烟雾等污染为引起本病的重要病因；吸烟，年龄愈早，吸烟量愈大，发病率愈高；气候变化和致敏因素。

常见内因有免疫功能降低及过敏性反应、自主神经失调和遗传因素等。

病理：慢性支气管炎早期主要累及管径小于2mm的小呼吸道，表现为不同程度的上皮细胞变性、坏死、增生、鳞状上皮化生，杯状细胞增生，黏膜及黏膜下层炎症细胞浸润，管壁黏膜水肿，分泌物增多，管壁有不同程度的炎性改变。

(2) 中医病因病机

中医认为本病的发生与发展，常与外邪反复侵袭，肺、脾、肾三脏功能失调密切相关。急性发作期，大多因为外邪犯肺，肺失清肃而引起咳嗽。久咳伤肺，肺气亏虚，进而损及脾、肾及心脏功能。脾虚不能运化水湿，则积湿生痰，痰浊内停于肺或肾不纳气则喘。

故慢性迁延期多属虚证或虚中夹实证，虚和实是互相联系，互相影响的，尤其对老年人来说，体质已虚，受邪后更易引起反复发作，以致虚实互为因果，形成恶性循环，使病情逐年加剧。

9.1.3 临床表现

9.1.3.1 症状

本病主要症状为慢性咳嗽、咳痰和气短或伴有喘息。症状初期较轻，随着病程进展，因反复呼吸道感染，急性发作愈发频繁，症状亦愈严重，尤以冬季为甚。

（1）咳嗽

初期晨间咳嗽较重，白天较轻，晚期夜间亦明显，睡前常有阵咳发作，并伴咳痰。此系由于支气管黏膜充血、水肿，分泌物积聚于支气管腔内所致。随着病情发展，咳嗽终年不愈。

（2）咳痰

以晨间排痰尤多，痰液一般为白色黏液性或浆液泡沫性，偶可带血。此多系夜间睡眠时咳嗽反射迟钝，呼吸道腔内痰液堆积，晨间起床后因体位变动引起刺激排痰之故。当急性发作伴有细菌感染时，痰量增多，痰液则变为黏稠或脓性。

（3）气短与喘息

病程初期多不明显，当病程进展并发阻塞性肺气肿时则逐渐出现轻重程度不同的气短，以活动后尤甚。慢性支气管炎并发哮喘或所谓喘息型慢性支气管炎的患者，特别在急性发作时，常出现喘息的症状，并常伴有哮鸣音。

9.1.3.2　体征

本病早期多无任何异常体征，或可在肺底部闻及散在干、湿啰音，咳嗽排痰后啰音可消失，急性发作期肺部啰音可增多，其数量多寡视病情而定。慢性支气管炎并发哮喘的患者急性发作时可闻及广泛哮鸣音并伴呼气延长。晚期患者因并发肺气肿常有肺气肿的体征。

按病情进展可分为 3 期：

1）急性发作期：指在 1 周内出现脓性或黏液脓性痰，痰量明显增加，或伴有发热等炎症表现，或咳、痰、喘任何一项症状明显加剧。

2）慢性迁延期：指有不同程度的咳、痰、喘症状迁延 1 个月以上者。

3）临床缓解期：经治疗或自然缓解，症状基本消失或偶有轻微咳嗽和少量痰液，保持 2 个月以上者。

9.1.4　临床诊断

（1）西医诊断

每年咳嗽、咳痰或喘息的时间超过 3 个月。持续 2 年以上，并且多发于冬季。排除其他心脏和肺部疾病。

符合以上三点即可诊断为慢性支气管炎。

（2）中医诊断

实证（慢性支气管炎急性发作期和慢性迁延期）：外寒内饮、痰湿内聚、燥热伤肺。多见于咳嗽、咯吐稀痰，形寒无汗，头痛，苔薄白，脉浮紧；或咳吐黄痰，身热口渴，便秘，苔黄腻，脉滑数。

虚证（慢性支气管炎临床缓解期）：脾肺两虚、肺肾两虚。多见气息短促，语言无力，动则汗出，神疲，气不得续，汗出肢冷，舌淡，脉沉细无力。

9.2 火针技术在慢性支气管炎中的应用

9.2.1 技术一

取穴 主穴：大杼、风门、肺俞。风寒型：风池、合谷；风热型：大椎、曲池；痰浊阻肺：中脘、丰隆；伴喘者加天突、定喘。

操作方法 根据病情选好穴位，在皮肤上作"十"字压痕，局部消毒。主穴以中粗火针，速刺法，点刺不留针，深度不超过 0.5 寸。风池穴、定喘穴深度不超过 0.3 寸，天突穴 0.2 寸。

9.2.2 技术二

取穴 主穴：肺俞、天突、云门、列缺。风寒束肺加风池、风门；风热犯肺加大椎、身柱；燥热犯肺加液门、鱼际；痰湿阻肺加中府、中脘；肝火灼肺加期门、行间；肺阴亏虚加膏肓、太渊。

操作方法 将细火针烧至通红后快速频频浅刺风池、风门、肺俞、身柱、膏肓、期门穴，深度 0.1~0.2 寸；其余穴位用中火针点刺，速刺不留针，深度 0.2~0.3 寸；大椎穴施行刺络拔罐法，先用三棱针快速点刺 0.2~0.3 寸后，再拔罐。

按语 慢性支气管炎患者，平素应注意锻炼身体，改善体质。戒烟或少吸烟，有过敏史者，应避开过敏源。

10 慢性萎缩性胃炎

10.1 概述

10.1.1 概念

慢性萎缩性胃炎是慢性胃炎的一种类型，是以胃黏膜固有腺体萎缩为主要变化特征的胃黏膜慢性炎性反应，是一种多致病因素性疾病及癌前病变。常伴有肠上皮化生及炎性反应。本病发生率与严重程度随年龄增长而增加。有人认为慢性萎缩性胃炎是中老年胃黏膜的退行性病变。

本病属中医"胃痞"的范畴。

10.1.2 病因病理

（1）西医病因病理

引起慢性萎缩性胃炎的病因和发病机制目前尚不十分清楚。一般认为在免疫因素、胆汁反流、生物因素、药物因素以及急性胃炎、口腔和鼻咽感染等的影响下，引起胃黏膜慢性炎症，使胃黏膜表面反复受到损害，久之导致胃分泌腺体萎缩，胃黏膜变色、变薄、血管显露，胃酸分泌减少，消化功能减弱，胃蠕动功能失调等，从而形成慢性萎缩性胃炎。

幽门螺杆菌感染：引起慢性胃炎的证据为：绝大多数慢性活动性胃炎患者胃黏膜可检出幽门螺杆菌，幽门螺杆菌在胃内分布与胃内炎症分布一致，根除幽门螺杆菌可使胃内炎症消除，从志愿者和动物模型中可复制幽门螺杆菌感染引起的慢性胃炎。

饮食和环境因素：长期的幽门螺杆菌感染，在部分患者可发生胃黏膜萎缩和肠化生，即发展为慢性多灶萎缩性胃炎，研究显示：饮食中高盐和缺乏新鲜蔬菜水果与胃黏膜萎缩，肠化生即胃癌有着密切的关系。

自身免疫：自身免疫性胃炎以富含壁细胞的胃体黏膜萎缩为主，患者血清中存在自身抗体，例如，壁细胞抗体，有些患者伴有恶性贫血，可以查到贫血因子抗体。

其他因素：例如，幽门括约肌功能不全时含胆汁和胰液的十二指肠液反流入胃，可减弱胃黏膜的屏障功能，酗酒、服用非甾体抗感染药、接触金属、放射、缺铁性贫血、生物因素、体质因素等均可损伤胃黏膜而引起慢性炎症。因此，其病位在胃，但与肝、脾、肾关系密切，病机特点是虚中夹实。

(2) 中医病因病机

中医认为，本病由于饮食不节，戕伤中州；或外邪内侵，损及脾胃；或忧思郁怒，肝失疏泄，横逆犯胃；及禀赋不足，脾胃虚弱等，导致脾胃运化失职，出现胃痛、痞满等症，胃病日久又可导致气血瘀阻，瘀久化热，或湿热郁结，肝郁化火等均可灼伤胃阴，导致胃脘灼痛、口干咽燥等。

10.1.3 临床表现

本病主要有上腹部饱胀或钝痛，以食后为甚，伴有食欲不振、恶心、便秘或腹泻等症状；少数病人可发生上消化道出血、消瘦、贫血、舌炎或舌乳头萎缩等。

临床表现与病变程度并不完全一致，有些患者可无明显症状。

10.1.4 临床诊断

10.1.4.1 西医诊断

临床表现结合相关辅助检查如胃镜及胃黏膜活组织检查进行诊断。

临床表现：以食欲减退、恶心、嗳气、上腹部饱胀或钝痛，少数有上消化道出血、消瘦、贫血及舌炎、舌乳头萎缩等为主要症状。

(1) 胃镜检查

黏膜颜色改变：黏膜失去正常橘红色，可以呈现灰白、灰黄或暗灰色，呈斑片状或弥漫状分布，边界多不清楚。它是黏膜萎缩在胃镜下最早出现的征象，随后才出现黏膜下血管显露，但是不能单凭此黏膜颜色的改变而诊断慢性萎缩性胃炎。

血管透见：由于腺体的萎缩，黏膜变薄，黏膜下血管可被透见。萎缩初期首先见到黏膜内的小血管，严重者可以见到黏膜下大血管如树枝状，呈暗红色，有时可以见到血管犹如在黏膜表面上。黏膜下血管透见是诊断慢性萎缩性胃炎的可靠指标。但是应该注意做内镜检查时不应过度充气。因为充气过度时，正常的胃黏膜也可以透见血管。另外胃底容易被充气扩张，所以正常胃底部可以透见血管。

黏膜皱襞变细或消失，胃内分泌液减少，有时呈干燥状。

黏膜增生感：腺体萎缩后，腺窝可以增生延长或有肠上皮化生，在胃镜下病变黏膜粗糙或呈颗粒状甚至结节状，有僵硬感。光泽也有变化，多见于老年人，有时可以见到假性息肉样隆起。

胃黏膜活检：主要为固有腺体不同程度萎缩、黏膜肌层增厚，固有膜炎症、淋巴滤泡形成，代之以假幽门腺化生或肠腺化生。

以下有助于慢性萎缩性胃炎的诊断：大部分在中老年以上，病程较长，既往常有慢性浅表性胃炎病史。患者长期消化不良，胃脘部胀满不适，完谷不化，纳差、疲倦、乏力、消瘦、贫血等。

10.1.4.2　中医诊断

中医根据辨证可分为胃阴亏虚型、气滞血瘀型、湿盛困脾三型多见。

胃阴亏虚：主要表现是食欲不振，口干口渴，上腹隐痛，食后腹胀，喜食酸物，大便溏泻，面色萎黄，身体消瘦，舌质红绛，无苔，舌边尖烂疼，脉象细微。

气滞血瘀型：主要表现食后作胀，上腹满闷，嗳气不舒，上腹隐痛和刺痛有灼热感，大便溏薄日二三次，舌质红绛，苔白中心略黄，脉弦数。

湿盛困脾型：脘腹闷胀，时有隐痛，嗳气纳呆，口淡不渴，大便溏泻，舌质红，苔白滑，脉沉滑。

10.2　火针技术在慢性萎缩性胃炎中的应用

10.2.1　技术一

取穴　主穴：脾俞、膈俞、上脘、建里、足三里。胃阴不足加三阴交；湿盛困脾加章门、阴陵泉；气滞血瘀加期门；胸闷呕恶加内关。

操作方法　穴位消毒后，将细火针在酒精灯上烧红至白亮，迅速刺入穴内即出针，随后用消毒干棉球按压针孔。四肢、腰、腹部针刺深度 0.2～0.5 寸，胸背部深度 0.1～0.2 寸。

上午 8～10 点治疗，隔日 1 次，10 次/疗程，间隔 10 天进行下一个疗程，共治疗 3 个疗程。

10.2.2　技术二

取穴　主穴：肝俞、胃俞、中脘、下脘、足三里。胃阴不足加三阴交；湿盛困脾加章门、阴陵泉；气滞血瘀加期门；胸闷呕恶加内关。

操作方法　穴位消毒后，将细火针在酒精灯上烧红至白亮，迅速刺入穴内即出针，随后用消毒干棉球按压针孔。四肢、腰、腹部针刺深度 0.2～0.5 寸，胸背部深度 0.1～0.2 寸。

上午 8~10 点治疗，隔日 1 次，10 次/疗程，间隔 10 天进行下一个疗程，共治疗 3 个疗程。

按语 火针是目前治疗脾胃病证的有效方法之一，在治疗慢性萎缩性胃炎时其疗效优于毫针或药物。

11 慢性结肠炎

11.1 概述

11.1.1 概念

慢性结肠炎是慢性非特异性溃疡性结肠炎的简称，是局限在结肠黏膜和黏膜下层的疾病。常以精神刺激、过度疲劳、饮食生冷油腻、辛辣食物为发病诱因。本病属中医"腹泻"、"腹痛"范畴，证属脾肾阳虚、运化失职。

11.1.2 病因病理

(1) 西医病因病理

目前病因不明，尚未发现任何病毒、细菌或原虫与本病有何特异性联系。相关学说有：基因因素、心理因素、自身免疫因素及过敏因素（如食物中的牛乳等），其发病是外源性物质引起宿主反应，基因和免疫影响三者互相作用的结果。

病变开始为黏膜基底 Lieber-Kulin 隐窝有淋巴细胞和中性多核细胞浸润，形成隐窝脓肿，随着病变进展，隐窝脓肿联合和覆盖上皮脱落，形成溃疡。溃疡区被胶原和肉芽组织生长所占领，并深入溃疡，由于肠壁光剥，明显变形的黏膜已不能吸收水和钠，每次肠蠕动都将从暴露的肉芽组织面上挤出大量血液。表现为血便。大多数溃疡性结肠炎都累及直肠，有些则整个结肠受累。

(2) 中医病因病机

中医认为该病主要是感受外邪、饮食所伤、情志失调及脏腑虚弱等，脾虚湿盛是导致本病发生的重要因素，两者互相影响，互为因果。

由于饮食不节，损伤脾胃，运化失常或暑湿热邪客于肠胃，脾受湿困导致肠胃运化及传导功能失常，以致清浊不分，水谷夹杂而下，发生泄泻；或脾胃素虚，运化失职，水湿内停，或情志失调，肝失疏泄，横逆乘脾，运化失常；或肾阳亏虚，命门火衰，不能温煦脾土，腐熟水谷，而成泄泻。

11.1.3 临床表现

以下腹部隐痛，大便次数增多，少则 2~3 次，多则 10 余次，大便不成形，常伴有黏液或脓血便，左下腹常可触及条索形块状物，时大时小，具有压痛。

11.1.4　诊断要点

(1) 西医诊断

症状和体征：血性腹泻，粪便中含脓、血和黏液，为主要症状；腹痛，常为阵发性痉挛性绞痛，局限于左下腹或下腹部；里急后重，上腹部饱胀不适、嗳气、恶心、呕吐等。

体征：除全身发热、脱水等表现，左下腹甚至全腹部常有压痛、反跳痛、肌紧张，伴有肠鸣音亢进，常可触及硬管状的降结肠或乙状结肠。

实验室检查：血常规：常有贫血，急性期常有中性粒细胞增多；生化检查：常有明显电解质紊乱，以低血钾为主；粪便检查：镜检可见红、白细胞或脓细胞。

内镜检查：有重要诊断价值，但急性期重症患者应暂缓检查，以免穿孔。

(2) 中医诊断

慢性结肠炎属中医"腹泻"、"腹痛"范畴，辨证多属脾肾阳虚，运化失职。

主症以发病势缓，病程较长，兼有大便溏薄，腹胀肠鸣，面色萎黄，神疲肢软，舌淡、苔薄，脉细弱为脾虚；腹痛泄泻与情志有关，兼有嗳气食少，胸胁胀闷，舌淡、苔白，脉弦为肝郁；黎明前腹痛，肠鸣即泻，泻后痛减，形寒肢冷，腰膝酸软，舌淡、苔白，脉沉细，为肾虚。

11.2　火针技术在慢性结肠炎中的应用

11.2.1　技术一

取穴　主穴：天枢、上巨虚、大肠俞、三阴交。脾胃虚弱可配足三里、太白；肾阳虚衰配肾俞、命门；肝气乘脾配章门、太冲。

操作方法　穴位消毒后，将火针在酒精灯上烧至白亮，迅速刺入穴内即出针，随后用消毒干棉球按压针孔。太冲、太白用细火针频频浅刺 3 ~ 5 次，点刺深度 0.1 ~ 0.2 寸；余穴用中粗火针点刺，深度 0.2 ~ 0.3 寸。

3 日 1 次，7 次/疗程，间隔 5 天进行下一个疗程，共治疗 2 个疗程。

按语　火针疗法可集毫针和艾灸之力起到温阳散寒作用，从而起到温补脾肾、固肠止泻之功。火针治疗同时，应注意饮食清淡，避免生冷，禁食荤腥油腻食物，对于严重失水或由恶性病变所引起的腹泻，则应采取综合性治疗，积极补充水和电解质。

12 偏头痛

12.1 概述

12.1.1 概念

偏头痛是一种周期性发作的血管性头痛，可有视幻觉、偏盲等脑功能障碍等先兆，发作时可伴有恶心、呕吐等自主神经功能紊乱表现。多在青春期起病，以女性多见，可有家族史。

偏头痛属中医"头痛"范畴。

12.1.2 病因病理

(1) 西医病因病理

本病是由于头颅内血管舒缩功能障碍所致，这种功能障碍是由于血小板拘急功能增强，血中5-羟色胺（5-HT）浓度的异常增高，引起动脉收缩，导致脑内一过性缺血，而出现视觉先兆症状。继而由于单胺氧化酶（MAO）的作用，使大量的5-HT降解成5-羟吲哚乙酸随尿排出，造成血中5-HT浓度降低，使脑外动脉扩张而引起搏动性头痛。

(2) 中医病因病机

中医认为，此病多与恼怒、紧张、风火痰浊有关，情志不遂，肝失疏泄，郁而化火或恼怒急躁，肝阳上亢，风火循经肝胆经脉上冲头部；或体内素有痰湿，随肝阳上冲而循经走窜，留滞于头部少阳经脉，使经络痹阻不通，故暴痛骤起。

12.1.3 临床表现

以一侧头部疼痛反复发作伴有恶心、呕吐、对光及声音过敏等特点，头痛多为一侧，常局限于额部、颞部和枕部；疼痛开始先为搏动性一侧性头痛、继而变为持续性头痛；发作时间不定，但以早晨起床时多发，症状可持续数小时至数天。典型偏头痛发作前常有视觉先兆（闪辉性暗点、幻视、偏盲等），严重时伴恶心、呕吐。普通型偏头痛发作较轻，无视觉先兆，可为一侧性，也可为双侧性，持续时间较长，在临床上更常见。

12.1.4 诊断要点

(1) 西医诊断

临床诊断偏头痛，目前尚无确切的实验及特殊检查指标，主要靠病史及排除其他疾病。从临床症状来看有：间歇性反复发作，起止突然，间歇期如常人，病程较长；常起病于青春期，女性发病较多；发作时以搏动性头痛为主，也可呈胀痛；一侧头痛为主，也可为全头痛；头痛发作前可伴有视觉性、感觉性、运动性、精神性等先兆症状，发作时多数伴有恶心、呕吐等自主神经症状；家族有或无同样偏头痛患者；饮食、过劳、情绪、月经等因素可诱发，短时休息、睡眠或压迫颈总动脉、颞浅动脉、眶上动脉等可使头痛减轻；脑电图检查可有轻度或中度异常，颅部多普勒可见双侧脑血流速度不对称。

(2) 中医诊断

局部头痛或全头痛，可剧痛、隐痛、胀痛、搏动痛等，急性起病，反复发作，发作前多有诱因，部分病人有先兆症状。可分为肝风上扰型、痰热内阻型、瘀血阻络型、气血两虚型等。

肝阳上亢型：头痛而胀，或抽搐跳痛，上冲巅顶，面红目赤，心烦易怒，口干口苦，舌红，苔薄黄，脉沉弦有力。

痰浊内阻型：头痛伴有昏重感，胸脘满闷，呕恶痰涎，苔白腻，脉沉弦或沉滑。

瘀血阻络证：头痛跳痛或如锥如刺，痛有定处，经久不愈，面色晦暗，舌紫或有瘀斑、瘀点，苔薄白，脉弦或涩。

气血两虚型：头痛而晕，遇劳则重，自汗，气短，神疲乏力，面色㿠白，舌淡苔薄白，脉沉细而弱。

12.2 火针技术在偏头痛中的应用

12.2.1 技术一

取穴 主穴：阿是穴（痛点）。

操作方法 穴位消毒后，选用细火针在酒精灯上烧至白亮，速刺疾出，不留针。出针后用消毒干棉球重按针孔片刻。

3日1次，5次/疗程，间隔5天进行下一个疗程，共治疗2个疗程。

12.2.2 技术二

取穴 头维、率谷、阳池、丘墟、阿是穴。

操作方法 已选腧穴常规消毒，涂一层薄万花油，将火针烧至红白，点刺腧穴 0.2~0.3 寸，速刺疾出，并用消毒干棉球按压针孔片刻，再涂上一层万花油，3 日 1 次，5 次/疗程。[摘自：范兆金．中国针灸，1998，(8)：475]

按语 火针治疗顽固性头痛有很好的疗效。针刺头部穴位时，以穿头皮为度，如针孔有出血，可待血自凝；气血亏虚者，方用棉球止血。头痛逐步加重，治疗多次无效者，须查明原因，治疗原发病，避免延误病情。

12.2.3 技术三

取穴 以头痛局部阿是穴为主，并配合头痛部位循经取穴及辨证取穴。巅顶痛：百会、四神聪、行间；前头痛：上星、头维、解溪；侧头痛：率谷、外关、侠溪；后头痛：后顶、天柱、束骨；外感头痛：百会、曲池、合谷、列缺、后溪；痰浊头痛：中脘、丰隆、公孙、内关；肝阳头痛：百会、风池、侠溪、行间；瘀血阻络：阿是穴点刺放血；气血亏虚：百会、心俞、脾俞、肾俞。

操作方法 细火针，速刺法，点刺不留针。头部穴位进针 0.1~0.2 寸，腹背部进针 0.2~0.3 寸，四肢穴位进针 0.3~0.5 寸。

13　枕神经痛

13.1　概述

13.1.1　概念

枕神经痛主要是由枕大、小神经或耳大、颈皮或锁骨上神经受损所引起的枕区和颈部疼痛。

13.1.2　病因病理

(1) 西医病因病理

枕神经痛依病因分为原发性枕神经痛和症状性（继发性）枕神经痛。

原发性枕神经痛：指枕神经本身发生的炎症性病变而引起的疼痛，常由某些感染如上呼吸道感染、流行性感冒、鼻咽部存在感染病灶以及着凉、受潮、劳累等引起。

症状性枕神经痛：指由于局部或全身疾病继发引起的枕神经水肿、变性、脱髓鞘而致的枕神经痛，如颈椎疾病、颅底畸形及颅后凹病变等压迫上颈段神经根或引起后枕区及颈区疼痛。常见的病因有：

颈椎疾病：尤其是颈 1～4 的疾病，如颈椎骨关节炎、颈椎肥大、颈椎及颈部软组织损伤、颈椎结核、颈椎肿瘤、颈部肌肉纤维织炎、颈段蛛网膜炎等，可能与上述因素直接压迫上颈段神经根有关。

颅底部畸形：颅底陷入症（枕骨大孔区的颅骨向颅腔内发生凹陷）、环枕联合畸形、颈椎分隔不全等导致对上颈段脊神经压迫牵扯。

颅后凹病变：如颅后凹瘤、颅后凹蛛网膜炎等也可引起后枕区及颈部疼痛。

(2) 中医病因病机

该病属中医"头痛"、"头风"等范畴，常因风寒、感冒引起，也可因颈部外伤，增生性颈椎病等所致，有的病因不明确。

13.1.3　临床表现

枕神经痛可发生于任何年龄，但以 30～50 岁多见，女性容易患病。多发生于一侧，少数可双侧同时发病。发病与季节有关，多在秋末冬初发病，可能与寒冷有关。

枕神经痛起始于一侧后枕区及上颈部，向头顶、后颈、耳前后放射。每日发作数次至数十次，每次数秒钟，间歇期正常或为持续性疼痛，阵发性加重，也有表现为持续性疼痛。疼痛性质为针刺样、刀割样、烧灼样、电击样或呈锐痛、胀痛、跳痛。疼痛程度多为中等度，个别患者疼痛剧烈，不能忍受。枕大神经压痛点在乳突与枕骨粗隆连线的内1/3处及风池穴处；枕小神经压痛点在胸锁乳突肌后上缘。

13.1.4 诊断要点

(1) 西医诊断

1）一侧或两侧后枕部或兼含项部的针刺样、刀割样或烧灼样疼痛，痛时病人不敢转头，头颈部有时处于伸直状态。

2）查体可见枕大神经出口处（风池穴）有压痛，枕大神经分布区（$C_{2\sim3}$）即耳顶线以下至发际处痛觉过敏或减退。

3）胸锁乳突肌后上缘或乳突后部有压痛，提示枕小神经和耳大神经也受累。

4）实验室检查：脑脊液检查基本正常，头、颈磁共振检查可正常。

(2) 中医诊断

颈部或后枕部疼痛为主，中医辨证可分为风寒袭络、风痰上扰、或肝阳上亢、肝肾阴虚等几型。

风寒袭络：枕部疼痛，痛连项背，遇风寒则加剧，伴恶寒发热或骨节酸痛，舌质淡，舌苔薄白，脉紧；

痰火上扰：枕部疼痛或牵引巅顶，痛时欲呕或干呕，吐涎沫，口淡，舌淡白，苔白滑，脉弦紧。

肝阳上亢：头枕部胀痛，时有头晕，每遇恼怒则加重，心烦易怒，口苦便秘，舌红，苔薄黄，脉弦数。

肝肾阴虚：后枕部及颈部疼痛，隐隐作痛，头昏目胀，腰膝酸软，失眠，耳鸣，舌红少苔或无苔，脉细。

13.2 火针技术在枕神经痛中的应用

13.2.1 技术一

取穴 局部取风池（图99）、天柱、玉枕、脑户、百会、率谷等穴。风寒外袭加外关，经筋受损加后溪穴。

操作方法 毫针刺风池，选 1 寸毫针，斜刺 0.5 寸，天柱穴忌向上深刺，免伤及延髓；玉枕、脑户、百会、率谷均采用平刺。留针 20 分钟，每日 1 次。

选中等粗火针，烧红后对准阿是穴速刺，不留针。出针后速压针孔，隔日 1 次，3 次/疗程。

14 三叉神经痛

14.1 概述

14.1.1 概念

三叉神经痛是指面部三叉神经分布区的发作性短暂性剧痛,每次数秒钟,每日数十次至数百次,痛如电击样,烧灼样、刀割样、针刺样。以三叉神经的第二支和第三支受累最为多见,绝大多数为单侧,以右侧面部为主(占60%),双侧性极少,仅占3%。严重者洗脸、刷牙、说话、咀嚼、吞咽时均可诱发,以致不敢做这些动作。本病好发于成年及老年人,70%~80%病人在40岁以上发病。女性多见。

既往三叉神经痛分为原发性和继发性两大类。所谓原发性三叉神经痛是指病因未明的三叉神经痛,这种三叉神经痛的疼痛时间短暂,反复发作,查不到任何神经体征,找不到明确病因,因而既往称为原发性三叉神经痛。

继发性三叉神经痛指的是有明确病因造成三叉神经根部、三叉神经节或神经干压迫所致的三叉神经分布区的疼痛,这种疼痛常为持续性,且伴有三叉神经受损的客观体征(如面部痛觉减退、角膜反射消失,颞肌和咬肌萎缩,张口下颌偏斜等)。对继发性三叉神经痛应查清病因,对因治疗。

14.1.2 病因病理

(1) 西医病因病理

由于近年来显微血管减压术的开展,原发性三叉神经痛的病因主要是由于邻近血管压迫了三叉神经根所致。绝大部分为小脑上动脉从三叉神经根的上方或内上方压迫了神经根,少数为小脑前下动脉从三叉神经根的下方压迫了神经根。血管对神经的压迫使神经纤维挤压在一起,逐渐使其发生脱髓鞘改变,从而引起相邻纤维之间的短路现象,轻微的刺激即可形成一系列的冲动通过短路传入中枢,引起一阵阵剧烈的疼痛。

(2) 中医病因病机

中医认为,本病属面痛范畴,主要是由于外感邪气;情志不调、外伤等因素有关。风寒之邪侵袭面部阳明、太阳经脉,寒性收引,凝滞筋脉,气血痹阻或因风热毒邪,浸淫面部,经脉气血壅滞,运行不畅;外伤或情志不调或久病成瘀,使气血瘀滞。上述因素皆可导致面部经络气血痹阻,经脉不通,产生面痛。

14.1.3 临床表现

以面颊及上下颌部抽掣疼痛为主,可由口舌运动或外来刺激引起,如吹风、洗脸、说话、进食等诱发,疼痛剧烈,如刀割样、电击样、撕裂样,持续数秒至1~2分钟,来去突然。初起每次疼痛时间较短,间隔时间较长,久之则发作次数频繁,持续时间较长,疼痛程度加重,很少自愈。多见于40岁以上女性。

14.1.4 诊断要点

(1) 西医诊断

1) 突然发作的面或前额疼痛,持续数秒到2分钟。

2) 疼痛至少有如下特征中的4个:①沿1支或1支以上的三叉神经分布。②突发的、强烈的、尖锐的、浅表的、针刺样或烧灼样的疼痛。③疼痛强度严重。④从触发区域突然发生的或每天活动诱发的,如吃饭、谈话、洗脸或刷牙。⑤2次发作之间完全无症状。

3) 无神经系统缺损。

4) 对某个个体来说,每次疼痛发作可完全一样。

5) 通过病史、查体和必要的特殊检查除外其他病因的面部疼痛。

(2) 中医诊断

风寒痹阻:痛处遇寒则发或遇寒尤甚,得热痛减,舌苔白,脉浮紧。

风热浸淫:面痛多在发热后出现,痛处有灼热感,舌苔薄黄或黄腻,脉数。

气血瘀滞:病变日久或情志变化诱发,舌质暗或有瘀斑,脉细涩。

14.2 火针技术在三叉神经痛中的应用

14.2.1 技术一

治则 祛风散邪,通络止痛为主。

取穴 阿是穴,风寒痹阻加风池;风热浸淫加二间、内庭。

操作方法 主穴以细火针,速刺法,点刺不留针,深度1~2分,余穴均以毫针泻法,风池向鼻尖方向斜刺0.3寸左右,合谷直刺0.5~1寸,二间直刺0.2~0.3寸,内庭直刺0.5~1寸,留针30分钟(火针疗法图解,贺氏三通法之一)。

14.2.2　技术二

取穴　听宫、率谷、下关、翳风及所病的患支（最痛处）。

操作方法　将火针置于酒精灯上烧至白亮，迅速刺入上述穴位或部位，每日1次，3~5次/疗程。[摘自：陈伟. 实用中医药杂志，1996，（1）：23]

按语　西医治疗三叉神经痛目前尚无很好的疗法，针灸治疗是目前较为有效方法之一。对继发性三叉神经痛，则应积极针对原发病治疗。

15 面神经炎

15.1 概述

15.1.1 概念

面神经炎，又称贝尔麻痹，是由于茎乳突孔的面神经的非化脓性炎症所致的周围性面瘫。常为急性起病，可伴耳后乳突区、耳内或下颌角疼痛。任何年龄均可发病，常为单侧，偶见双侧。症状可于数小时或 1～2 日内达高峰。变现为一侧面部表情肌的完全性瘫痪，额纹消失，眼裂变大，闭目不紧或闭目不合，该侧鼻唇沟变浅、露齿口角偏向对侧，鼓腮漏气，咀嚼时食物残渣常滞留于病侧的齿颊之间，流涎、溢泪、病侧的瞬目动作明显减弱或消失。

15.1.2 病因病理

(1) 西医病因病理

面神经炎的病因尚未完全阐明，以往认为一部分病人因局部受风吹或着凉而起病，故推测可能是局部营养神经的血管因受风寒而发生痉挛，导致该神经组织缺血、水肿、受压而致病。或因风湿性面神经炎，茎乳突孔内的骨膜炎产生面神经肿胀、受压、血循环障碍而致面神经麻痹。面神经炎主要有 Bell 麻痹及膝状神经节综合征两种类型。近几年的研究发现面神经炎主要由病毒感染所致，绝大部分是由 I 型单纯疱疹病毒（HSV-I）所致，日本学者发现 Bell 麻痹与 HSV-I 病毒关系极为密切。而 Hunt 综合征的面神经炎则由带状疱疹病毒所致。此外，EB 病毒、腮腺炎病毒、风疹病毒也和面神经炎的发病有关。本病病理早期主要为面神经水肿，髓鞘或轴突有不同程度的变性，以在茎乳孔或面神经管内的部分尤为显著。

(2) 中医病因病机

该病属中医"面瘫"范畴，中医认为，本病是由于劳作过度，机体正气不足，脉络空虚，卫外不固，风寒或风热乘虚入中面部经络，致气血痹阻，经筋功能失调，筋肉失于约束，出现歪僻。正如《灵枢·经筋》云："足之阳明，手之太阳筋急，则口目为僻"周围性面瘫包括眼部和口颊部筋肉的症状，由于足太阳经筋为"目上冈"，足阳明经筋为"目下冈"，故眼睑不能闭合为足太阳和足阳明经筋功能失调所致；口颊部主要为手太阳和手、足阳明经筋所主，因此，口歪主要系该三条经筋功能失调所致。病变日久，筋络失养，可出现筋肉挛缩拘急，发生"倒错"现象。

15.1.3 临床表现

任何年龄均可发病，但以 20～50 岁最为常见，男性略多，绝大多数为单侧性，双侧少见。发作和季节关系不大，通常发病较急，一侧面部表情肌突然瘫痪，可于数小时内达到高峰，有的患者在发病前几天有同侧耳后、耳内、乳突区或面部轻度疼痛不适感，数天即消失。患者往往在清晨起床时洗脸刷牙时发现口眼歪斜、面肌麻痹。

病侧面部表情肌瘫痪，前额皱纹消失，眼裂扩大，鼻唇沟平坦，口角下垂，面部被牵向健侧，面部肌肉运动时因健侧面部的收缩牵拉，使上述体征更明显。病侧不能做蹙眉、皱额、闭目露齿、鼓气和噘嘴等动作。闭目时瘫痪侧眼球转向外上方，露出角膜下的白色巩膜。鼓气和吹口哨时因患侧口唇不能闭合而漏气。进食时食物残渣潴留于病侧的齿颊间隙内，并由口水自该侧滴下。泪点随下眼睑外翻，使泪液不能吸收而外溢。

除上述症状外，当面神经受损在茎乳孔以上而影响鼓索神经时，尚可有病侧前 2/3 舌部味觉减退或消失。如在镫骨肌分支以上的部位受损害时，还可有味觉损害和听觉过敏。膝状神经节被累及时，可出现病侧乳突部疼痛及耳郭和外耳道感觉迟钝，外耳道或鼓膜中出现疱疹。膝状神经节以上受损害时尚有泪液分泌减少，病侧面部的出汗障碍，但无外耳道或鼓膜的疱疹。

面神经如恢复不全时，常可产生瘫痪肌的萎缩，面肌痉挛或连带运动，即面神经麻痹后遗症。瘫痪肌萎缩表现为病侧鼻唇沟加深，口角反牵向患侧，眼裂缩小，常易将健侧误认为患侧。但让患者做主动运动如露齿时，即可发现挛缩侧的面肌并不收缩，而健侧面肌收缩正常；面肌痉挛为病侧面肌发生不自主的抽动，于情绪激动或精神紧张时更为明显。

临床常见连动症是当患者瞬目时即发生病侧上唇轻微颤动，露齿时病侧眼睛不自主闭合，试图闭目时病侧额肌收缩，局部发热、汗液分泌等表现。

15.1.4 诊断要点

(1) 西医诊断

1) 损伤平面定位。

A. 茎乳孔以下周围支损害：有不同程度的面肌麻痹，但腺体分泌和味觉正常。

B. 鼓索神经以上损伤：患侧全部面肌麻痹，患侧舌前2/3味觉丧失。

C. 镫骨肌支以上损伤：患侧全部面肌麻痹，舌前2/3味觉丧失，镫骨肌反射消失。

D. 膝状神经节以上损伤：全部面肌麻痹，舌前2/3味觉丧失，镫骨肌反射消失，泪腺分泌减少。

2）定位及定性检查法。

A. Shirmer 泪分泌试验：用宽 0.5cm、长 5cm 的滤纸两条，一端折叠，分别挂在两眼下睑缘中部。5 分钟后比较两侧浸湿的长度。若相差 1 倍以上，提示患侧支配泪腺分泌的纤维受损。

B. 镫骨肌反射：用声导抗仪测试。正常人镫骨肌反射阳性，镫骨肌以上受损时反射阴性。

此两项为有价值的检查法。

（2）中医诊断

本病初起急性发作，常在睡眠醒来时，发现一侧面部肌肉板滞、麻木、瘫痪、额纹消失，鼻唇沟变浅，口角下垂歪向健侧；部分患者初起有耳后疼痛，还可出现舌前2/3味觉减退或消失；迁延日久，可因瘫痪肌肉挛缩，口角反牵向患侧，甚则面肌痉挛，形成"倒错"现象。

若兼见面部受凉史，舌淡，苔薄白，为风寒证；继发于感冒发热，舌红，苔黄腻，为风热证。

15.2 火针技术在面神经炎中的应用

15.2.1 技术一

治则 散风通络。

取穴 阿是穴、阳白、四白、地仓、颊车、牵正、合谷。

操作方法 细火针，速刺法。点刺不留针。面部穴位进针深度 0.1 ~ 0.2 寸，合谷针刺 0.2 ~ 0.3 寸。

15.2.2 技术二

取穴 阳白、太阳、迎香、地仓、耳门、颧髎、翳风、承浆、四白、头针运动区。

操作方法 选用直径 0.32mm，长 0.5 ~ 3 寸的毫针，按常规消毒后，毫针针尖在酒精灯上烧至发红，速刺疾出。使患者产生酸、麻、胀、痛或闪电感。每日或隔日 1 次，10 次/疗程。[摘自：谢挺杉. 中国针灸，2003，1（23）：20]

15.2.3 技术三

取穴 阳白、攒竹、颧髎、牵正、迎香、地仓、颊车、完骨。

操作方法 选用细火针烧红后点刺，浅刺不留针，深度 0.1～0.2 寸，与毫针交替使用。本法适用于恢复期患者。

按语 本病多由络脉空虚，风寒之邪乘虚侵袭阳明、少阳经络，致气血阻滞，经筋失养，纵缓不收而发病。周围性面神经炎的治疗关键是及早解除水肿压迫，采用火针治疗可以促进局部组织新陈代谢，加速炎症产物和代谢产物的吸收，防止面神经变性。

面部使用火针时应注意不要采用粗火针，避开五官、神经、血管等。

16 面肌痉挛

16.1 概述

16.1.1 概念

面积痉挛是指面神经所支配的肌肉发作性无痛性阵挛性收缩，常起始于眼轮匝肌，随即波及到口轮匝肌，只限于一侧面部，又称为半侧面肌痉挛。安静时减轻，情绪激动时加重。发作期间无其他神经系统阳性体征，以中老年女性多见。

16.1.2 病因病理

(1) 西医病因病理

手术及尸检结果表明，面肌痉挛是由于某种原因压迫面神经的传导所致，绝大部分的病人是由于正常的血管交叉压迫，如小脑后下动脉、小脑前下动脉、椎动脉的压迫。偶尔由于动脉瘤、动静脉畸形或脑瘤等对面神经根部的压迫所致。这种机械性压迫能把神经纤维挤压在一起，使其髓鞘脱失，导致神经轴突间的动作电流短路现象，这就是引起半侧面肌痉挛的生理病理机制。

(2) 中医病因病机

中医认为，面肌痉挛由于风寒外袭，风性主动，寒性收引，导致筋脉拘急，或七情所伤，劳累过度等耗伤气血，使得阴亏于下，阳亢于上而化风，从而出现面肌痉挛。

16.1.3 临床表现

痉挛常自一侧眼轮匝肌起始，后渐扩展到同侧诸表情肌，唯额肌较少受累。抽搐呈间歇性不规则发作，不能自控。疲劳、情绪激动、谈笑瞬目等可诱发或使之加重。除少数外，抽搐时面部无疼痛。频繁发作可影响视力、言语和咀嚼功能。偶见面部血管舒缩功能紊乱。镫骨肌受累可致耳鸣和听觉过敏。长期持续痉挛可致面部连动与肌无力。罕有自然恢复者，如不治疗终将发生强直痉挛和面瘫。

16.1.4 诊断要点

(1) 西医诊断

中老年女性患者，一侧面肌阵发性抽搐，常先开始于眼轮匝肌，以后逐步扩大范围，额肌一般无抽搐表现，抽搐时间随着病情发展逐渐延长，间歇时间缩短；可因疲劳、精神紧张及自主运动而诱发加剧，但不能模仿和控制；神经系统检查除轻度面瘫外，无其他阳性体征。

(2) 中医诊断

风寒稽留：面部肌肉抽动，伴有面部拘紧，怕冷，遇寒尤甚，或面肌萎缩，常发生于面瘫日久未愈者，舌苔薄白，脉弦。

阳亢风动：面部肌肉抽动或跳动，面部拘紧，头痛头晕，失眠多梦，劳累或失眠时则抽动明显，舌苔薄白，脉滑。

16.2 火针技术在面肌痉挛中的应用

16.2.1 技术一

治则 温散风寒，补益气血，息风止痉。

取穴 阿是穴。

操作方法 细火针，速刺法，点刺不留针，深度 0.1～0.2 寸，每个抽搐点点刺 1～3 针。

按语 面肌痉挛日久，较难治愈，尤其是面瘫未愈而发者，用毫针刺激抽搐部位，瞤动反而加重，而火针则有明显的息风止痉作用，对病久难愈者亦有满意效果。治疗时，不可长时期多次反复点刺同一部位，每次火针治疗应间隔 2～3 天，点刺不多于 3 针，以免影响正气来复，徒增病人痛苦。

17　坐骨神经痛

17.1　概述

17.1.1　概念

坐骨神经痛是指多种病因所致的沿坐骨神经通路（腰、臀、大腿后侧、小腿后外侧及足外侧）以疼痛为主要症状的综合征，是各种原因引起坐骨神经受压而出现的炎性病变。通常分为根性坐骨神经痛和干性坐骨神经痛两种。临床以根性坐骨神经痛多见。多见于中医"腰腿痛"范畴。

17.1.2　病因病理

(1) 西医病因病理
根性坐骨神经痛常见原因有腰椎间盘突出、腰椎管狭窄、脊椎骨关节病，脊柱炎症、结核、脊柱裂等引起椎管内脊神经根处出现病变而出现疼痛。

而干性坐骨神经痛则是由于如骶髂关节炎、髋关节炎、臀部损伤、盆腔炎、梨状肌综合征、肿瘤及妊娠子宫压迫等引起椎管外沿坐骨神经走行处出现的疼痛。

(2) 中医病因病机
中医认为因腰部闪挫，劳损、外伤等原因，可损伤筋脉，导致气血瘀滞，不通则痛；或因久居湿地、涉水冒雨等导致风寒之邪侵袭，痹阻腰腿部；或湿热浸淫、湿郁化热等导致湿热蕴结，流注膀胱经，出现腰腿痛。

本病以腰、臀、大腿后侧、小腿后外侧及足外侧的放射性、电击样、烧灼样疼痛为主症，主要属足太阳、足少阳经脉及经筋病证。

17.1.3　临床表现

本病多数坐骨神经痛患者表现为单侧发病。即先出现一侧腰部及臀部疼痛，然后疼痛向大腿后侧、腘窝、小腿外侧及足外踝部扩散；疼痛发作时，如刀割样、针刺样或烧灼样，常常因弯腰、咳嗽、用力排便等动作而加重疼痛；疼痛可反复发作，卧床休息一段时间后，疼痛可逐渐消失，但又可在做某一动作时复发；为减轻疼痛，坐骨神经痛患者被迫采取各种防御姿势，如坐位时，取无痛侧臀部着椅，患侧臀部落空，卧位时，取无痛侧卧位，患侧髋关节微屈；多次反复发作后，少数患者可出现两侧坐骨神经痛,并出现大小便失禁及性生活障碍等。

17.1.4 诊断要点

(1)西医诊断

1)放射痛,疼痛可自腰、臀部直达大腿、小腿后外侧及外踝处。

2)牵拉痛,凡体位改变成牵拉坐骨神经肢皆可诱发或使疼痛加剧。

3)直腿抬高试验、"4"字试验、弯腰拾物试验可呈阳性。

4)腰4、5棘突旁;骶髂关节上部;坐骨结节与股骨大粗隆之间;腘窝中央;腓骨头后下方;外踝后方等可有压痛。

5)相关检查如:腰骶椎、骶髂关节 X 线片、脊柱 MRI 等可诊断。

(2)中医诊断

寒湿留滞:腰腿痛剧,循经走窜,屈伸不便。畏寒喜暖,遇阴雨寒冷气候则疼痛加重,舌苔白,脉濡缓。

瘀血阻滞:多有腰部外伤史,腰腿疼痛如针刺刀割,经久不愈,转侧困难,入夜疼痛加重,舌质暗或有瘀斑,脉涩或滑。

气血亏虚:腰腿痛迁延不愈,反复发作,遇劳则甚,喜揉喜按,多伴患肢感觉异常,乏力,面色少华,脉沉细。

17.2 火针技术在坐骨神经痛中的应用

17.2.1 技术一

取穴 昆仑、阿是穴。

操作方法 昆仑以毫针刺法,寒湿及瘀血型用泻法,正气不足用补法,直刺0.5~0.8寸,留针30分钟。病程较长及后期感觉障碍者,如伴麻木、冷痛、灼热感及肌肉萎缩等,以中粗火针局部点刺,不留针。深度0.2~0.5寸。

17.2.2 技术二

取穴 以膀胱经分布区疼痛为主者,取秩边、承扶、承山、腰阳关、殷门、飞扬、昆仑、夹脊穴;以足少阳经分布区为主者,取环跳、风市、阳陵泉、绝骨、丘墟。

操作方法 穴位常规消毒后,用火针将针烧至白亮,速刺,留针1分钟,针后拔火罐10分钟。1次/2日,5次/疗程,最多治疗2个疗程。(摘自:李萍.青海医药杂志,1997,10:46)

按语 运用火针针刺后,局部5日内不宜着水。

18 颈椎病

18.1 概述

18.1.1 概念

颈椎病是因颈椎间盘退变，导致周围组织如肌肉筋膜、脊髓、神经、血管等受损，并由此引起的临床症状体征的颈椎退变性疾病。调查研究表明，50岁左右的人有25%患过或正在患颈椎病，60岁达50%，70岁则更高。可见颈椎病是临床多见的多发病之一。

18.1.2 病因病理

(1) 西医病因病理

1）病因：引起颈椎病的原因较多，常将其概括为内因和外因两个方面。

内因：椎间盘、椎间关节退变，椎旁软组织慢性劳损，以及颈椎先天性病变是颈椎病发病的内在基础。

外因：由于各种急性或慢性损伤如不良工作姿势，如长期从事绘画、书写、计算机工作、脑力工作等，由于长期颈部牵拉造成颈项、背部的肌肉劳损；不良睡姿，主要见于枕头高、沙发上睡觉等，导致颈部肌肉反应性紧张和颈椎关节囊松弛，诱发或加重颈部椎间盘、颈椎关节及颈部软组织的损伤。

基本病理为颈椎间盘的退行性病变及由于退变造成对邻近组织和结构的刺激和压迫而引起临床症状。

如由于钩椎关节、椎体后缘骨刺、关节失稳、髓核突出等而受压发生肿胀及渗出等反应性炎症，持续刺激压迫可引起粘连性蛛网膜炎甚至蛛网膜粘连，最后导致神经根退变；如果位于局部的交感神经节后纤维同时受累，则刺激椎动脉交感神经则使椎动脉痉挛，引起脑部缺血而眩晕等；由于钩椎关节的增生或位移可使椎动脉扭曲和痉挛使管腔狭窄，尤其是颈部可刺激椎动脉，诱发或加重痉挛，颅内供血减少产生眩晕或猝倒；压迫脊髓则出现一侧或两侧的椎体束症状，主要表现为以感觉为主的症状等。

(2) 中医病因病机

中医理论认为，感受外邪，跌扑损伤、动作失度，可使颈部经络气血运行不畅，故颈部疼痛、僵硬、酸胀；肝肾不足，气血亏损，督脉空虚，筋骨失养，气血不能濡养脑窍，而出现头痛、头晕、耳鸣、耳聋；经络受阻，气血运行不畅，导致上肢疼痛麻木等症状。颈椎病主要与督脉、手足太阳经密切相关。

18.1.3 临床表现

常见各型颈椎病临床表现如下。

(1) 颈型颈椎病

颈项强直，酸胀疼痛，较重者颈项肩背疼痛板硬，颈部前屈后伸旋转侧偏等均感困难。部分伴有一过性上肢麻木，但无肌力下降及行走障碍，往往这种麻木不过肩。如并发斜角肌损伤，可有上肢放射性疼痛和麻木，头部常见部位为顶枕部和偏侧头痛。

(2) 神经根型颈椎病

本型具体有根痛型、麻木型、萎缩型。

根痛型：疼痛范围比较广泛，头、颈项、肩胛背、上胸及上肢均可出现疼痛，可因咳嗽、打喷嚏而诱发或加重。根据神经支配的区域不同而出现不同部位的疼痛，如 C_4 以上，疼痛主要表现在颈丛神经分布区域如头、颈、项背部；$C_5 \sim T_1$ 神经根受损疼痛主要表现在臂丛神经分布区域如颈、肩、臂、手部位。

麻木型：本型隐性发病，以中老年多见，主要表现为受累神经支配区出现麻木，多见于中下颈段。

萎缩型：本型起病隐匿，临床主要表现为运动障碍为主，初期表现为患肢肌肉松软无力，逐渐出现肌肉萎缩，以大小鱼际肌多见。

(3) 脊髓型颈椎病

本型相对其他型较少见，但临床症状重，致残率高，临床表现较复杂，初起颈部症状不明显，易于误诊或漏诊。

本型主要有运动障碍、感觉障碍、自主神经及括约肌功能障碍等。常见手足无力、以下肢明显，双下肢发紧发沉，行走不稳或不能快步行走，足下有踏棉花之感；手握力较差，持物不稳易于坠落，手指不能做精细动作；胸部或腰部可有束带感或负重感。

(4) 椎动脉型颈椎病

本型有椎基底动脉缺血症状如头痛、眩晕、耳鸣、听力减退、视力障碍、猝倒及运动和感觉障碍等；自主神经症状则由于交感神经兴奋引起胃肠、呼吸及心血管紊乱等症状，如恶心、呕吐、胸闷、心律失常、汗腺功能失调等。一般症状出现与颈椎活动有关。

(5) 交感神经型颈椎病

本型有头痛、枕部痛、肩部痛等头部症状及眼、鼻、耳等五官部出现的症状等心脏、血压、汗出异常及血管痉挛或扩张等出现的肢体发凉、麻木或肢体肿胀、烧灼感等。

（6）混合型颈椎病

两型或两型以上颈椎病同见。

18.1.4　诊断要点

（1）西医诊断

1）颈型颈椎病的诊断要点：颈项部酸、痛、胀等症状及颈部压痛点。X 线片有颈椎曲度改变、轻度位移、不稳定等。应除外其他疾病，如落枕、冻结肩、肌筋膜炎等。

2）神经根型颈椎病的诊断要点：根性症状、体征与病变节段相一致；颈神经根牵拉试验、后仰位椎间孔挤压试验、头部叩击试验等检查阳性；影像学检查与临床表现相一致；排除颈椎外其他病变。

3）脊髓型颈椎病的诊断要点：颈脊髓受损的临床表现；影像学检查显示椎管狭窄，颈椎退行性变；除外肌萎缩侧索硬化病、椎管内肿瘤、末梢神经炎等；

4）椎动脉型颈椎病的诊断要点：颈性眩晕，可有猝倒病史；旋颈征阳性；颈椎 X 线片有椎动脉损害的异常所见；多伴有交感神经症状；除外眼源性眩晕、耳源性眩晕；除外椎动脉 1、3 段供血不全、神经官能症与脑内肿瘤等；确诊手术前需行椎动脉造影或数字减影椎动脉造影。

5）交感神经型颈椎病的诊断要点：有头面、颈、上胸、上肢、心脏等部位自主神经功能紊乱的症状；伴有颈神经根或脊髓受损的临床表现，或颈椎病的影像学改变；颈胸神经节阻滞或颈部硬膜外阻滞后，症状消失或明显减轻。

6）混合型颈椎病：两型或两型以上颈椎病同见。

（2）中医诊断

根据临床表现如自觉颈部不适，颈部、肩部肌肉酸痛或麻木，颈部有沉重压迫感，常伴有头痛、眩晕、耳鸣、严重时半身肢体麻木或行履不稳等症。结合颈部影像诊断。

18.2　火针技术在颈椎病中的应用

18.2.1　技术一

取穴　阿是穴。

操作方法　以中粗火针，速刺法，点刺不留针，深度 0.2～0.3 寸，在局部不同位置点刺 3～6 针。

按语　颈部、肩部穴位针刺不宜过深。

18.2.2　技术二

取穴　增生的椎体旁夹脊穴、相邻上下椎体夹脊穴、相邻两棘突之间凹陷处、血压点（第6、7颈椎间旁开2寸处）。

操作方法　以细火针或中火针，点刺不留针，深度0.3~0.5寸。

18.2.3　技术三

取穴　肩髃、曲池、三阳络、养老。

操作方法　以细火针或中粗火针，点刺肩髃、曲池、三阳络，养老穴速刺不留针，深度0.3~0.5寸。

按语　此法适用于上肢疼痛或发凉患者。

疗程　每周3次，5次/疗程，治疗2~3个疗程。

19 颈肩背部肌筋膜炎

19.1 概述

19.1.1 概念

颈肩背部肌筋膜炎又称为颈肩背部纤维组织炎或肌肉风湿病，是一种临床综合征。因项背部软组织病变所致，以局部疼痛、僵硬、运动障碍或软弱无力等为主要临床表现，是局部组织的一种非特异性炎性变化。

11.1.2 病因病理

(1) 西医病因病理

一般认为，原发性肌筋膜炎与感受风、寒、湿及病灶感染有关；继发性肌筋膜炎则与外伤、劳损及风湿热有关。

本病主要累及肌肉或筋膜等纤维组织中的白色纤维，因反复外伤、慢性损害或外感风寒后，或脊柱病变等原因导致肌肉或筋膜内形成过敏灶即大小不等的结节或小硬瘢痕。这些小过敏灶即形成肌筋膜炎的疼痛根源。往往位于肌肉筋膜的起止点、肌腹、肌肉与肌肉相交的应力点、神经在肌腱膜出口处等。

(2) 中医病因病机

本病属中医"痹证"范畴，多由血脉凝滞不通，痹阻经脉引起。

19.1.3 临床表现

本病表现为颈、肩、背部肌肉及软组织处广泛性酸胀痛，呈持续性，早晨疼痛较重，下午较轻，多在寒冷、潮湿时加重；肩背部常有负重感及麻木，颈部肌肉痉挛、僵硬、向一侧偏斜。疼痛部位多在颈后及肩部。在棘突、椎旁及斜方肌局部、提肩胛肌、冈上肌、冈下肌、菱形肌可有明显压痛点即扳机点。多见于中年以上的女性，男女比例为1:4。

19.1.4 诊断要点

(1) 西医诊断

本病多见于长期低头工作人群，尤其以中年女性多见；颈肩背部广泛性，持续性酸胀痛，晨起重，下午轻；棘突旁、椎旁、斜方肌局部有压痛点；X线检查无特异改变。

(2) 中医诊断

本病属中医"痹证"范畴。主症：颈、肩、背部出现疼痛，与天气变化有关，如遇阴雨天、风寒、潮湿等因素可使症状加重。根据临床兼见症状可分为寒湿痹阻和气滞血瘀型。

19.2 火针技术在颈肩背部肌筋膜炎中的应用

19.2.1 技术一

取穴 阿是穴、夹脊穴。

操作方法 常规消毒后，将细火针在酒精灯上烧至通红，点刺不留针，并用消毒棉球按压针孔。1～3分钟后，拔火罐15分钟。可见针眼有淡黄色液体渗出。

按语 该法适用于患者颈肩部痛无定处，呈游走性。或范围较大，成片疼痛或整个颈背部疼痛。采用火针可温通经脉，调和阴阳，改善气血循环，通过拔火罐，可使炎性渗出通过针眼排出体外，起到消炎止痛之效。[摘自：赵利军. 山西职工医学院学报，2001，9（11）：41]

20 慢性冈下肌劳损

20.1 概述

20.1.1 概念

慢性冈下肌劳损是指由感受风寒或劳累出现冈下肌疼痛为主的一类常见病变，属颈肩综合征。具有治疗见效慢、易反复发作的特点。

20.1.2 病因病理

各种原因引起冈下肌急慢性损伤导致冈下肌支卡压所致。

20.1.3 临床表现

冈下肌起止点处疼痛剧烈，上肢外展、内收、外旋活动受限。肩背部顽固性疼痛。

20.1.4 诊断要点

(1) 西医诊断
冈下窝及肩后部胀痛为主，多伴有畏寒、喜按压。受寒或劳累加重。
体征：冈下窝及肩后部压痛，一般无功能障碍。
(2) 中医诊断
中医可辨证分为风寒湿痹型、阳气虚弱型两种。

20.2 火针技术在慢性冈下肌劳损中的应用

20.2.1 技术一

取穴 大杼、天宗、膈俞。
操作方法 采用中火针点刺，大杼深度为 0.5 ~ 1 寸，天宗、膈俞深达肩胛骨面为度，出针后用创可贴粘贴针孔。3 天后揭下。3 日内忌沾水，以防感染。一周 1 次，2 次/疗程。

按语　此法针后患者一般有较强温热感经肩关节向上肢传导，部分病人会出现上肢无力现象，但一天后自行缓解。[摘自：张文兵．新中医，1996，（12）：32]

21　肩周炎

21.1　概述

21.1.1　概念

肩周炎是肩关节周围炎的简称，是指发生于不同解剖部位，具有各种不同病理特点的一种疾病，包括钙化性肌腱炎、粘连性肩峰下滑囊炎、肱二头肌肌腱炎、冈上肌肌腱炎等，目前所说肩周炎常特指粘连性关节囊炎。主要表现为疼痛和肩关节活动受限，因而又称为"冻结肩"。又因其发病年龄多在 50 岁左右，又称"五十肩"。

21.1.2　病因病理

(1) 西医病因病理

西医认为，本病是软组织退行性、炎症性病变，与肩部受凉、慢性劳损、外伤等有关。肩关节筋肉组织损伤或退行性变为痉挛，挛缩，粘连，腱鞘肿胀，肥厚或肌腱与关节囊紧密结合，限制了肩关节的正常功能活动，后期出现肩部肌肉萎缩和肩关节严重粘连，其运动由肩胛骨所代替。在病理上主要表现为关节腔容量减小、关节囊增厚、患肩外旋活动受限等三个主要特点。

(2) 中医病因病机

中医认为，本病属于"痹证"范畴，其发病除年老正气不足外，加上局部感受风寒湿邪，导致风寒湿邪客于血脉筋肉，脉络拘急而疼痛；或劳累闪挫，偏侧而卧，筋脉长期受压，以致气血阻滞，不通则痛。此病又称为"漏肩风"。

21.1.3　临床表现

除外伤者多在 50 岁左右年龄发生。多为慢性发病，早期肩部疼痛剧烈，肿胀明显，疼痛可扩散至同侧肘部，日轻夜重；后期活动障碍显著，常不能穿衣、洗脸、梳头、触摸对侧肩部等动作。肩关节被动上举、后伸、外展、内收、内旋动作受限等，病程长者可见肩臂肌肉萎缩，尤以三角肌为明显。

21.1.4 诊断要点

(1) 西医诊断

疼痛：缓慢性发病，持续性疼痛，夜间加重，遇阴雨寒冷天加重，局部喜暖，怕冷。

功能障碍：患肢上举外展及肩部旋转功能均受限，上举<120°，后伸<30°。

压痛点广泛：肩峰、喙突、肩峰下、大小结节、结节间沟等处均有不同程度压痛。

肌肉萎缩：有不同程度的三角肌、冈上肌、冈下肌萎缩。

X线检查排除脱位、骨折、骨髓炎、结核、肿瘤及严重骨质疏松症。

(2) 中医诊断

主症：肩周疼痛，酸重，夜间为甚，常因天气变化及劳累而诱发或加重，患者肩前、后及外侧均有压痛，主动和被动外展、后伸、上举等功能明显受限，后期可出现肌肉萎缩。

当肩后部压痛明显时，为手太阳经证；当肩前部压痛明显时，为手阳明经证；当肩外侧压痛明显时，为手少阳经证；有明显受风寒史，得温痛缓，为外邪内侵；有外伤或劳作过度史，疼痛拒按，为气滞血瘀；肩部酸痛，劳累加重，伴四肢乏力，为气血虚弱。

21.2 火针技术在肩周炎中的应用

21.2.1 技术一

取穴 阿是穴（痛点或肌肉僵硬处）、膏肓。

操作方法 将针刺部位常规消毒，用直径0.5mm、长2寸的钨锰合金针，置酒精灯上，将针身的前中段烧透至白亮，对准穴位，速刺疾出，深达肌腱与骨结合部，出针后用消毒干棉球重按针眼片刻。在每平方厘米病灶上，散刺2~6针，每周治疗2次，嘱患者保持局部清洁，避免针孔感染。

按语 适用于局部组织粘连等疗情顽固者。

21.2.2 技术二

取穴 阿是穴。

操作方法 在患肩肱二头肌上方及三角肌前后缘寻找敏感点，一般有3~6个最敏感压痛点，做好标记，常规消毒，用2寸的钨钢火针在酒精灯上烧至白亮，对准穴位，速刺疾出。进针1寸左右，不留针。3~5点/次，5~7日一次，

3~5 次/疗程。针后第二天开始功能锻炼。

按语 火针具有温通经络，行气活血的功效，对于寒邪外侵，痹阻经络引起的各种疼痛疗效甚佳。治疗肩周炎一定要寻找准确敏感点，烧针达到一定火候，进针准确，深浅适度，针刺后配合功能锻炼。

21.2.3 技术三

取穴 听宫、条口、阿是穴。

操作方法 先以毫针刺听宫、条口，听宫直刺 1 寸，条口深刺 2 寸，不留针。后以中粗火针速刺阿是穴，点刺不留针。

按语 毫针火针并用治疗肩周炎效果很好。轻型患者针治 1 次，症状即可减轻；重型患者治疗时间较长，3~4 次可使症状明显减轻，一般坚持几十次，亦可完全治愈。

21.2.4 技术四

取穴 肩髃、肩髎、肩贞、肩前、臑会、臂臑、天府、侠白、曲池。

操作方法 用细火针点刺诸穴，速刺不留针，深度 0.3~0.5 寸。

按语 肩部疼痛甚者或怕冷发凉者可用此法。

22 肱骨内、外上髁炎

22.1 概述

肱骨内、外上髁炎为两种不同的软组织损伤性疾病，因其部位相邻，火针治疗方法相同，故归在一起论述。

22.1.1 概念

肱骨内上髁炎是肱骨内上髁附着的前臂腕屈肌腱的慢性损伤性肌筋膜炎；而肱骨外上髁炎是肱骨外上髁附着的前臂腕伸肌总腱的慢性损伤性肌筋膜炎。一般慢性起病，常反复发作，无明显外伤史，多见于从事旋转前臂和屈伸腕关节的劳动者，如木工、钳工、水电工及网球运动员等。

22.1.2 病因病理

(1) 西医病因病理

肱骨内上髁炎是由于人的屈腕、屈指和内旋前臂的活动频繁，使前臂主要屈肌的工作量加重，特别是某些职业常使屈肌频繁承受较大强度和超生理负荷的工作量，从而集中牵拉了肱骨内上髁，久之即可形成一种异常刺激，引起慢性发病。

肱骨外上髁炎常为特殊姿势下长期工作或运动而引起的慢性组织损伤。多数在前臂过度旋前或旋后位，被动牵拉伸肌（握拳、屈腕）和主动收缩伸肌（伸腕）将对肱骨外上髁处的伸肌总腱起点产生较大张力，如长期反复这种动作即可引起该处的慢性损伤。因此，凡需反复用力活动腕部的职业和生活动作均可导致这种损伤，如网球、羽毛球、乒乓球运动员、钳工、厨师和家庭妇女等。少数情况下，平时不做文体活动的中、老年文职人员，因肌肉软弱无力，即使是短期揭重物也可发生肱骨外上髁炎，如出差提较重行李箱、协助搬运大量图书、家具等。肱骨外上髁炎的基本病理变化是慢性损伤性炎症。虽然炎症较局限，但其炎症的范围每个病人却不尽相同：有的仅在肱骨外髁尖部，是以筋膜、骨膜炎为主；有的在肱骨外上髁与桡骨头之间，是以肌筋膜炎或肱桡关节滑膜炎为主。此外，尚发现伸肌总腱深处有一细小血管神经束，穿过肌腱和筋膜时被卡压，周围有炎症细胞浸润及瘢痕组织形成，成为产生症状的病理基础。

（2）中医病因病机

中医认为，本病属"伤筋"范畴，其病因为慢性劳损。前臂在反复做拧、拉、旋转等动作时，可使肘部的筋脉慢性损伤，迁延日久，脉络不通，不通则痛。肘外侧主要归于手三阳经所主，故手三阳经筋受损是本病的主要病机。

22.1.3 临床表现

肱骨内上髁炎：一般多表现为肘内侧疼痛或酸痛不适，重复损伤动作时疼痛加重，休息后则疼痛减轻，以后逐渐发展为肱骨内上髁部持续性疼痛，肘关节不能充分伸展或过屈，伤肢酸软、屈腕无力，小指、无名指可出现间歇性麻木感。

肱骨外上髁炎：以肘关节外侧痛为主，在用力握拳、伸腕时加重以致不能持物。严重者扭毛巾、扫地等细小的生活动作均感困难。检查时皮肤无炎症，肘关节活动不受影响。

22.1.4 诊断要点

（1）西医诊断

肱骨内上髁炎：无急性受伤史，多缓慢发病；早期表现为肘内侧疼痛或酸痛不适，休息减轻；肘关节不能充分伸展或过屈；检查可见：损伤局部轻微肿胀，肘内可触及钝厚或粗硬之肌腱，肱骨内上髁部压痛，握拳抗阻力屈腕试验肱骨内上髁部出现明显压痛；少数后期可出现肱骨内上髁处骨膜增厚。

肱骨外上髁炎：慢性劳损史；肘关节屈伸活动正常，旋转活动受限；肱骨外上髁处肿胀或压痛明显，压痛点多数在肱骨外上髁处，也可位于肱桡关节间隙处、桡尺环状韧带处和延伸肌走行的部位；伸肌腱牵拉试验：伸肘、握拳，屈腕、然后前臂旋前，此时肘外侧出现疼痛，有时疼痛可牵涉到前臂伸肌中上部。

（2）中医诊断

肘关节活动时疼痛，有时可向前臂、腕部、和上臂方射，局部肿胀不明显，有明显而固定的压痛点，肘关节活动不受限。

若肘关节外上方（肱骨外上髁周围）有明显压痛点，属手阳明经筋病（网球肘）；若肘关节内下方（肱骨内上髁周围）有明显压痛点，属手太阳经筋病（高尔夫球肘）；若肘关节外部（尺骨鹰嘴处）有明显压痛点，属手少阳经筋病证（学生肘或矿工肘）。

22.2 火针技术在肱骨内、外上髁炎中的应用

22.2.1 技术一

取穴 阿是穴（压痛点）1～2个，肱骨内上髁炎配少海；肱骨外上髁炎配

曲池、手三里；

操作方法 患者取仰卧位，头转向对侧，屈肘呈90°，手放于胸前或肩外侧。选定穴位，做好标记，常规消毒，医者持止血钳夹住直三角针，助手固定患者前臂，将针烧至白亮，迅速刺入穴内，立即出针，反复2~3次。针刺角度都为直刺。针刺肱骨内外髁处压痛点深度以达骨膜（约0.1寸）为度，配穴约0.2寸。7~10天一次，3次/疗程。

按语 火针治疗要掌握好火候、深度、速度，操作腕力均匀，切不可用暴力。针刺注意掌握解剖，曲池、手三里、外上髁分别有返动脉分支、前臂背侧皮神经及桡神经分支，深层有桡神经。少海及内上髁部位有贵要静脉、尺侧上下副动脉，尺侧返动脉和前臂内侧皮神经，外前方有正中神经，操作时要避开血管、神经。肱骨内、外上髁处穴位，不能偏向肘尖侧，应取曲池、少海侧的压痛点，深度不可太深，否则易伤神经。

22.2.2 技术二

取穴 冲阳、阿是穴。

操作方法 冲阳穴用毫针针刺，采用较强刺激，直刺0.3~0.5寸，使患者得气明显，留针30分钟。阿是穴用中粗火针点刺，不留针。

按语 选用足阳明胃经原穴冲阳，脾胃为后天之本，气血生化之源，主筋肉，而阳明为多气多血之经，故可濡养筋肉，益气血。局部火针则可温通经脉而止肘痛。

22.2.3 技术三

取穴 局部压痛点。

操作方法 用锓针在局部寻找压痛点，用细或中粗火针，点刺压痛点，每处3~5针，速刺不留针，深度1~3分。点刺压痛点有积液，可配合拔罐法。用细火针点刺曲池、手三里、手五里穴，速刺不留针，深度3~5分。

按语 用本法治疗每周3次，3次/疗程，2~3个疗程。

注意事项 在治疗期间应减少损伤动作，肱骨外上髁炎应避免前臂旋前和伸腕动作，肱骨内上髁炎应避免前臂旋前和屈腕动作，以免病情反复。

23　腱鞘炎

23.1　概述

23.1.1　概念

腱鞘炎是临床上最常见到的手外科疾病之一，主要指肌腱在短期内活动频繁或用力过度或慢性寒冷刺激，导致腱鞘组织发生炎性反应、纤维变性，使腱鞘变厚，引起鞘管狭窄，肌腱在鞘管内活动受到限制，而炎性反应同时引起局部疼痛的一类疾病。常见有桡骨茎突狭窄性腱鞘炎、屈指肌腱狭窄性腱鞘炎等，为临床常见病、多发病。

23.1.2　病因病理

(1) 西医病因病理

腱鞘是包绕肌腱的鞘状结构。外层为纤维组织，附着在骨及邻近的组织上，起到固定及保护肌腱的作用。内层为滑膜可滋养肌腱，并分泌滑液有利于肌腱的滑动。由于反复过度摩擦，引起肌腱及腱鞘发生炎症、水肿、纤维鞘壁增厚形成狭窄环，肌腱的纤维化和增粗造成肌腱在鞘管内滑动困难，就是狭窄性腱鞘炎。

(2) 中医病因病机

腱鞘炎属中医"痹证"范畴，中医认为，本病多由感受风寒湿邪，或过度劳累、跌打损伤等导致血瘀经络，筋脉受阻，而使气血运行不畅，导致疼痛。

23.1.3　临床表现

起病多比较缓慢，有时也会突然出现症状。通常表现为发病部位疼痛，可以向近端或远端放射，可能出现晨僵，通常关节晨僵的感觉在起床后最为明显，随手指活动，晨僵症状可慢慢缓解，但疼痛症状并不会随着活动频繁而明显缓解。受累的关节出现肿胀，局部有时可触及硬结，手指活动时出现弹响，甚至出现暂时性嵌顿，需要被动活动关节才能够缓解。关节活动受限，当肌腱完全嵌顿后，手指屈伸活动丧失。

桡骨茎突狭窄性腱鞘炎：为腕关节桡侧疼痛，症状可缓慢出现，亦可突然发病，可向前臂或拇指放射，拇指活动时疼痛加重。桡骨茎突部位明显压痛，有时可触及似骨性隆起的结节，拇指活动受限。

屈指肌腱狭窄性腱鞘炎：临床表现为患指酸痛，可向腕部或手指远端放射，晨起或劳累后加重，患指掌指关节掌侧压痛，有时可触及硬性结节，屈伸手指时，可有扳机感，伴有疼痛及弹响，手指可有绞锁，绞锁于屈曲位不能伸直或绞锁于伸直位不能屈曲。又称"扳机指"。

23.1.4　诊断要点

根据腱鞘炎的典型症状及体征，辅助以特有的诱发实验，诊断较为明确。临床上应注意其并发疾患，并应进行相应的影像学检查，以排除局部韧带、骨等组织损伤及各种退行性改变。

桡骨茎突狭窄性腱鞘炎：桡骨茎突处有明显压痛，局部有轻度肿胀，可摸到肥厚的结节；桡骨茎突部位疼痛，握物无力，拇指功能受限，腕部活动时或受到寒冷刺激时，疼痛加重，疼痛可向拇指和前臂扩散；握拳尺偏试验阳性，即将拇指屈到掌心，其他四指握于拇指上，这时将腕关节向尺侧偏时，桡骨茎突处可产生剧烈的疼痛为阳性。

手指屈肌腱鞘炎：有手指损伤或劳损史，手指掌面掌横纹处疼痛、压痛，有硬结，手指伸屈功能障碍，有弹响。

23.2　火针技术在腱鞘炎中的应用

23.2.1　技术一

取穴　局部关节四周压痛点。肾俞、脾俞、命门、足三里、三阴交、气海、血海、膝阳关等。

操作方法　手指按压寻找患部明显压痛点，将三头火针在酒精灯上烧至微红，在所取穴位上进行快速轻点熨烫，以局部出现脱屑样斑点为度。3日一次，5次/疗程。

按语　本法采取肾俞、脾俞、足三里、三阴交具有整体调节作用，配合采用局部取穴可标本兼治。

23.2.2　技术二

取穴　阿是穴

操作方法　以中粗火针，速刺法。环腕点刺疼痛明显处3~5下，深度0.1~0.2寸。

按语　平时应注意避免手腕过度用力，此环腕火针点刺法也可用于治疗腕管综合征。

23.2.3　技术三

取穴　局部压痛点、合谷、阳溪、偏历、曲池。

操作方法　用锟针寻找桡骨茎突处压痛点。用细或中火针点刺压痛点。每处3~5针，速刺不留针。深度0.1~0.3寸。其后将患侧手腕向尺侧尽量屈曲，促使积液排出。同时嘱患者将侧手向远端牵拉。每日3次，每次5~10遍。

按语　此法用于桡骨茎突处狭窄性腱鞘炎。用本法每周3次，3次/疗程，治疗1~2个疗程。

23.2.4　技术四

取穴　合谷、阳溪、偏历、曲池。

操作方法　采用细火针点刺，速刺不留针，深度0.2~0.3寸。

按语　此法用于桡骨茎突处狭窄性腱鞘炎。用本法每周3次，3次/疗程，治疗1~2个疗程。本病病人应注意避免腕关节的过度活动和用冷水洗东西。

23.2.5　技术五

取穴　局部压痛点。

操作方法　用锟针在拇指平指根横纹或其他手指距指根横纹0.5~1cm处寻找压痛点；用细或中粗火针点刺压痛点，每处3~5针，速刺不留针，深度0.1~0.3寸，其后将患指背屈并向远端牵拉，促使积液排出。并嘱患者同法牵拉，每日3次，每次5~10遍。

按语　此法用于屈指肌腱狭窄性腱鞘炎。用本法每周3次，3次/疗程，治疗1~2个疗程。

24 慢性腰肌劳损

24.1 概述

24.1.1 概念

慢性腰肌劳损，是多种损伤所致的腰部软组织慢性病理性改变，以持续性的慢性腰背部疼痛、活动不便为主要症状，是门诊临床常见的腰痛疾病之一。

24.1.2 病因病理

(1) 西医病因病理

腰部处于人体脊柱的底位，承受的力量较大；又是活动段与固定段交界处，活动量及承重都最大。腰部肌肉协助支持其完成各种活动，并保护脊柱在活动和静止时（静止时腰肌并未放松）不受损伤，所以腰部肌肉易于受到损害，若未及时恢复，长时间积累就会造成慢性腰肌劳损。

1）急性外伤迁延：腰部急性扭伤未得到适当的休息和制动，影响组织正常愈合；或过重手法的推拿按摩，使愈合的组织又损害；或愈合后遗留大面积瘢痕组织，使肌内小神经被卡住，产生慢性腰痛。

2）积累性慢性损伤：腰部肌肉长期处于某种姿势的高张力牵引，肌肉内微血管断裂出血水肿，压迫小神经而发生疼痛；附着点肌纤维牵拉受损，可发生反应性炎症。

3）其他因素：腰部反复受凉，腰肌过度收缩，亦可诱发或加重腰痛。

(2) 中医病因病机

中医认为，本病主要因感受风寒或坐卧湿地，风寒水湿之邪浸渍经络，经络之气阻滞，或长期从事体力劳动，经筋络脉受损，瘀血阻络，导致腰部经络气血阻滞，不通则痛。或精血亏虚，房劳过度，损伤肾气，腰部脉络失于温煦、濡养，而致腰痛。

腰部从经脉上看，主要归于足太阳膀胱经、督脉、带脉、和肾经（贯脊属肾）所主，故腰脊部经脉、经筋、络脉的不通和失荣是腰痛的主要病机。

24.1.3 临床表现

1）有腰部外伤病史，或腰部长期姿势不当病史。

2）腰痛反复发作，腰部酸胀疼痛，劳累后加重，休息减轻。腰部因活动时疼痛加重而出现保护性僵直，稍活动后即可恢复正常。适当的按摩疼痛缓解。

3）检查压痛点不局限。本病无下肢感觉及反射障碍。

24.1.4 诊断要点

(1) 西医诊断

1）有外伤史：腰姿势不当用力史及受凉史。

2）疼痛特点：以腰部反复发作疼痛，劳累加重休息减轻为特点。

3）发病特点：反复发作，青壮年多见。

4）神经系统检查无异常。

5）摄 X 线正侧位片多无异常；实验室检查无异常。

(2) 中医诊断

本病主症为腰部疼痛，疼痛在腰脊两侧，属足太阳经证。主症以腰部疼痛为主，兼有腰部受寒史，值天气变化或阴雨天冷时加重，腰部冷痛重着，酸麻，或拘挛不可俯仰，或痛连骶、臀、股、腘，舌淡，苔白腻，脉沉为寒湿腰痛；腰部有劳伤或陈伤史，劳累、晨起、久坐加重，腰部两侧肌肉触之僵硬，痛处固定不移，舌暗，脉弦或涩，为瘀血腰痛；腰痛绵绵不已，或酸多痛少，乏力易倦，为肾虚。

24.2 火针技术在慢性腰肌劳损中的应用

24.2.1 技术一

取穴 主穴：肾俞、委中。寒湿腰痛配风市、昆仑、腰阳关；肾虚劳损配大肠俞；肾阳虚配命门；肾阴虚配照海穴；挫闪血瘀配阿是穴。

操作方法 中粗火针，点刺不留针。深度 0.2～0.3 寸；阿是穴可重复点刺，针后可拔罐，令瘀血排出。

按语 治疗过程中，患者腰部要用力得当，注意保暖，防止受凉及坐卧冷湿之地，避免劳欲太过。

25　肌筋膜炎

25.1　概述

25.1.1　概念

肌筋膜炎是指肌肉和筋膜的无菌性炎症反应，当机体受到风寒侵袭、疲劳、外伤或睡眠位置不当等外界不良因素刺激时，可以诱发肌肉筋膜炎的急性发作，肩颈腰部的肌肉、韧带、关节囊的急性或慢性的损伤、劳损等是本病的基本病因。由于在急性期没有得到彻底的治疗而转入慢性；或者由于病人受到反复的劳损、风寒等不良刺激，可以反复出现持续或者间断的慢性肌肉疼痛、酸软无力等症状。常见有颈肩肌筋膜炎、腰肌筋膜炎、足底筋膜炎等。

25.1.2　病因病理

(1) 西医病因病理

有不同程度的外伤史导致导致肌肉、筋膜受损后，未及时治疗或治疗不彻底，留下隐患，迁延日久而致病。

部分患者虽没明显外伤史，但因长时间坐班少活动；或因姿势不良，长期处于单一的特定姿势；或工作紧张，过度劳累等迁延日久而致病。

患者体弱，免疫功能不强或腰骶先天变异（畸形）；或脊柱退行性病变（骨质增生）诱发。

(2) 中医病因病机

感受风寒湿邪，经络阻滞、气血运行不畅、影响肌肉筋膜的营养和代谢，迁延日久而致病。

25.1.3　临床表现

局部肌肉痛：慢性持续性酸胀痛或钝痛，疼痛呈紧束感或重物压迫感，腰、背、骶、臀、腿、膝、足底、颈、肩、肘或腕等均可发生。

缺血性疼痛：局部受凉或全身疲劳、天气变冷会诱发疼痛，深夜睡眠中会痛醒、晨起僵硬疼痛，活动后减轻但常在长时间工作后或傍晚时加重，当长时间不活动或活动过度甚至情绪不佳时也可疼痛加重。

固定压痛点：体检时发现病人一侧或局部肌肉紧张、痉挛、隆起、挛缩或僵硬。压痛点位置常固定在肌肉的起止点附近或两组不同方向的肌肉交接处，压痛点深部可摸到痛性硬结或痛性肌索。

可能有局部或临近部位的损伤史，妇女发病多于男性。

25.1.4 诊断要点

肌腱的附着点或肌腹上有固定疼痛区和压痛点。按压痛点可引发区域性的不按神经根感觉分布的分散痛。气温降低或疲劳时疼痛加重。增加肌肉血流的治疗可使疼痛减轻。排除局部占位性或破坏性病变。

目前研究认为：肌筋膜痛实际上的病变部位不在肌筋膜，而是在骨骼肌的运动终板部位，长期的肌筋膜痛会导致脊髓水平的易化改变，急性疼痛转变为慢性疼痛。

25.2 火针技术在肌筋膜炎中的应用

25.2.1 技术一

取穴 压痛点。

操作方法 找到病变肌肉、韧带、肌腱（一般是明显压痛部位，或肌肉、肌腱有条索状、结节状的部位），左手拇指压紧针刺处，右手持针（20号0.5~1寸的火针），将针体烧红，快速点刺，深度以0.2~0.5寸为宜，每次2~3针，3天1次，3次/疗程。

按语 针刺后24小时内局部不宜触水，以防感染。按照"燔针劫刺，以痛为腧"的原则，对于肌肉、肌腱、韧带的痛证，选用局部压痛点或结节点治疗，效果较好。

26 风湿性关节炎

26.1 概述

26.1.1 概念

风湿性关节炎是风湿病在关节部位的表现形式，以全身结缔组织的炎症病变为特点。一般认为是一种与链球菌感染有关的变态反应性疾病，病变主要侵及肩、肘、腕、膝等大关节，除关节滑膜的结缔组织出现炎症外，关节腔内还有浆液和纤维蛋白渗出。发病多见于青少年。

26.1.2 病因病理

(1) 西医病因病理

风湿性关节炎的病因尚不清楚，一般认为与 A 族溶血性链球菌感染、病毒感染及遗传因素有关，感染链球菌或病毒后，其毒素和代谢产物作为抗原，机体产生相应抗体，抗原和抗体在结缔组织结合，使之产生炎症变性和破坏，从而形成风湿性关节炎。病变主要侵及肩、肘、髋、膝等大关节，除关节滑膜的结缔组织出现炎症外，关节腔内还有浆液和纤维蛋白渗出。

(2) 中医病因病机

本病属中医"痹证"范畴，包括风寒湿痹和风湿热痹。

其病因为感受风、寒、湿邪，邪气痹阻经络和关节，不通则痛，从而引起关节肿胀疼痛；风湿日久，病邪由表入里，导致脏腑功能失调，产生痰浊瘀血，进而使风湿缠绵难愈。

26.1.3 临床表现

急性风湿性关节炎发病前 1～2 周约半数患者先有扁桃体炎或咽喉炎等上呼吸道感染，临床表明为发热、多汗、游走性的关节疼痛，由一个关节转移至另一个关节，局部呈红、肿、热、痛的炎症表现，但不化脓，虽可反复发作，但不引起关节僵直和畸形。慢性风湿性关节炎可无急性发作经过，关节外部无明显红肿热痛症状，只有各大关节游走性疼痛、酸困。每逢天气变化和受凉后加重，长期反复发作。

26.1.4　诊断要点

(1) 西医诊断

关节晨间僵直；活动时关节痛或至少一个关节有触痛；至少一个关节肿胀持续 6 周以上；同时其他关节肿胀；对称性的关节肿胀；皮下结节；典型的风湿样 X 线表现；乳胶试验阳性；黏液凝固差；滑膜组织学改变；结缔组织学改变。以上 11 点中，符合 3 点且持续 4 周以上即为可疑病例；符合 5 点且持续 6 周以上即为肯定病例；符合 7 点且持续 6 周以上为典型病例。

(2) 中医诊断

主症：关节肌肉疼痛，屈伸不利。疼痛游走不定，伴有恶风发热，舌淡，苔薄白，脉浮，为行痹（风痹）；疼痛剧烈，痛有定处，遇寒痛增，得热痛减，局部皮色不红，触之不热，舌苔薄白，脉浮紧，为痛痹（寒痹）；若肢体关节酸重，或有肿胀，肌肤麻木不仁，阴雨天加重或发作，苔白腻，脉濡缓，为着痹（湿痹）；关节红肿热痛，累及多个关节，伴恶风发热，口渴烦闷，苔黄燥，脉滑数，为热痹。

26.2　火针技术在风湿性关节炎中的应用

26.2.1　技术一

取穴　阿是穴、局部经穴、膈俞、血海等。

操作方法　先用锃针寻找局部阿是穴；以细火针点刺局部阿是穴、膈俞、血海及关节周围经穴，速刺不留针，深度 0.3～0.5 寸。

结合患部局部取穴：肩关节取肩髃、肩髎、肩贞；膝关节取血海、梁丘、膝眼、阴陵泉、阳陵泉；肘关节尺泽、曲泽、少海；腕关节阳溪、阳池、阳谷；踝关节解溪、丘墟、商丘；髋关节环跳、居髎、髀关。

按语　每周 3 次，10 次/疗程。

26.2.2　技术二

取穴　局部及邻近腧穴。

如膝关节内外膝眼、委中；肩关节取肩髃、肩前；肘关节取曲池、少海；腕关节取阳溪、养老；踝关节取解溪、昆仑；腰骶关节取压痛点、腰阳关、命门、秩边、环跳；一般取其中 1～2 穴治疗，根据患者年龄、病情具体选穴。

操作方法　选用电热针，针刺穴位，得气后调整电流到所需的"火针"或"温针"，"火针"可使电流调到 200～250mA，此时电热针尖烧红，迅速将电流恢复原位，留针片刻。"温针"可将电流调到 70～120mA，留针 20 分钟后起针。

　　按语　电热针是根据经络学说及针灸"焠刺"及火针理论为基础，结合现代电子技术而成的一种针灸仪器。根据温度可调的特点，可分为三个阶段模拟成火针、温针、暖针的不同功能。

　　电热针具有针刺、火针、灸疗的综合作用，输入电流后其温热感可透入机体深部并传导扩散。提高疗效。

27　类风湿关节炎

27.1　概述

27.1.1　概念

类风湿关节炎是以慢性对称性、多关节炎为主的一种周身性疾病。临床以小关节对称性肿胀、疼痛、晨僵反复发作为主要症状。发病年龄多见于 35~50 岁，女性居多。

27.1.2　病因病理

(1) 西医病因病理

类风湿关节炎目前病因不明，目前研究表明主要与以下因素有关。

细菌因素：A 组链球菌及菌壁有肽聚酶作为持续刺激原，刺激机体产生抗体，发生免疫病理损伤而致病；病毒因素，尤其是 EB 病毒；遗传因素，以人类白细胞抗原 HLA-DR_4，DW_4 与类风湿关节炎阳性患者有关；性激素，如雌性激素导致发病增高。另外，寒冷、潮湿、疲劳、创伤、精神因素等常为本病的诱发因素。

病理：具有 HLA-DR4 和 DW4 型抗原者，对外界环境条件如细菌、病毒、及内分泌因素的刺激具有较高敏感性，当侵袭机体时，改变了 HLA 的抗原决定簇，使具有 HLA 的有核细胞称为免疫抑制的靶子。由于 HLA 基因产生可携带 T 细胞抗原受体和免疫相关抗原的特性，当外界刺激因子被巨噬细胞识别时，便产生 T 细胞激活及一系列免疫介质的释放，因而产生免疫反应。

细胞间的相互作用使 B 细胞和浆细胞过度激活产生大量免疫球蛋白和类风湿因子（RF）的结果，导致免疫复合物形成，并沉积在滑膜组织上，同时激活补体，产生多种过敏毒素（C3a 和 C5a 趋化因子）。局部由单核细胞、巨噬细胞产生的因子如 IL-1、肿瘤坏死因子 a、和白三烯 B_4，能刺激白细胞移行进入滑膜。局部产生前列腺素 E_2 的扩血管作用也能促进炎症细胞进入炎症部位，能吞噬免疫复合物及释放溶酶体，包括中性蛋白酶和胶原酶，破坏胶原弹力纤维，使滑膜表面及关节软骨受损。RF 还可见于增生的淋巴滤泡及滑膜细胞内，故即使感染因素不存在，仍能不断产生 RF，使病变反应发作成为慢性炎症。

RF滑膜的特征是存在若干由活性淋巴细胞、巨噬细胞和其他细胞所分泌的产物，如白介素Ⅱ（IL-2）、IL-6、粒细胞–巨噬细胞刺激因子（GM-CSF）、肿瘤坏死因子 a、变异生长因子 β 等，这些细胞活性物质能引起类风湿滑膜炎的许多特征，包括滑膜组织的炎症、滑膜的增生、软骨和骨的损害，以及类风湿关节炎的全过程。

(2) 中医病因病机

病因有内因和外因两方面：内因为先天禀赋虚弱，或后天体质调养不足；外因为感受风寒湿热之邪，郁于经络，气血不利，痹而致病。

基本病机为风寒湿邪，乘虚侵入人体，注于经络，留于关节，使气血痹阻，而为风寒湿痹。感受风热之邪，与湿相并，则风湿热合邪为患；或素体阳盛或阴虚有热，感受外邪，易从热化；或因风寒湿痹日久不愈，邪留经络关节，郁而化热，均可致风湿热痹。痹证迁延不愈，痰瘀内阻，气血渐耗，精血衰少，肝肾两亏，肌肉、关节、经络失养，风寒湿等邪久恋不去，常致关节肿痛，强直畸形，甚则肾阳虚衰，关节冷痛肿大，小便清长。

27.1.3 临床表现

本病主要为受累关节疼痛，肿胀、功能下降，病变呈持续性、反复发作的过程。该病常以缓慢而隐匿方式起病，在出现明显关节症状前有数周的低热、乏力、全身不适、体重下降等症状，以后逐渐出现典型症状。

27.1.4 诊断要点

(1) 西医诊断

特征性症状：晨僵，95%以上有晨僵表现；对称性、持续性关节痛，往往从末梢关节起病，以后发展到膝、腰等处而致腰腿痛。

其他症状及检查：一个以上的关节肿胀；关节处产生小结节；X 片显示：早期关节周围有骨质疏松现象，晚期可见滑膜侵入髋骨内产生空洞，甚至变形的关节架构；血液类风湿因子阳性；关节滑膜的特殊病理变化。

以上症状有七点符合，即可确诊；有五点符合，则可能是类风湿关节炎。

27.2 火针技术在类风湿关节炎中的应用

27.2.1 技术一

取穴 阿是穴、关节局部穴位。

患处局部取穴：手指：八邪；足趾：八风；腕关节：阳溪、阳池、阳谷；踝关节：解溪、丘墟、商丘。

操作方法 先用锃针寻找局部压痛点，再用细火针或中火针点刺阿是穴及关节局部腧穴。深度0.1～0.3寸，3次/周，10次/疗程。

27.2.2 技术二

取穴 华佗夹脊穴（上肢取颈4-胸3夹脊，下肢取腰1～5夹脊）。

操作方法 用细或中火针点刺华佗夹脊穴，速刺不留针，深度0.3～0.5寸。全部夹脊穴1次/周。3次/周，10次/疗程。

27.2.3 技术三

取穴 上肢关节受累者，选阿是穴及颈部夹脊穴，其中肩关节疼痛配肩髎、肩髃、臂臑；肘关节疼痛配肘髎、曲池、手三里；腕关节疼痛配阳池、阳溪、阳谷；下肢关节受累选阿是穴及腰部夹脊穴，其中膝关节疼痛配膝眼、梁丘、足三里、阳陵泉；踝关节疼痛配解溪、太溪、丘墟。

操作方法 手足关节阿是穴用浅点刺法，其余大关节用深速刺法。隔日1次，15次/疗程。

按语 用火针针刺阿是穴，可直达病所，以其温热之力，散寒祛湿，行瘀去陈，使局部血脉通行，经筋得舒。夹脊穴毗邻督脉，以火针刺之可激发阳气，疏通经脉，现代研究表明运用火针治疗可使病变部位温度明显升高，改善局部微循环，调节全身免疫功能，从而改善症状，阻止病情发展。

27.2.4 技术四

取穴 主穴取足三里、关元、曲池。

关节游走性疼痛者，选血海，疼痛剧烈，遇寒加重加气海穴，关节重着，加阴陵泉；关节红肿热痛加大椎穴。结合患部取穴肩部可选肩髃、肩髎、肩贞穴；肘部可取尺泽、曲泽、少海穴；手指可选阳溪、阳池、八邪；膝部可选膝眼、阳陵泉；踝部可选照海、丘墟、申脉、昆仑穴；足趾可选太溪、八风、昆仑穴。

操作方法 选用中粗火针，采用速刺不留针，深度在0.3～0.5寸，或在患部火针点刺；余穴毫针刺，热痹用泻法，其余以补法为主。行痹浅刺，痛痹深刺，留针30分钟。

28　膝关节积液

28.1　概述

28.1.1　概念

膝关节积液多见于多种关节炎中，如肥大性关节炎、类风湿关节炎及创伤性关节炎及骨质增生等疾病引起关节滑膜炎症产生的病理产物。患者多表现为关节肿胀、屈伸不便，步履艰难等特点。

28.1.2　病因病理

患有各种关节炎时，当膝关节长时间单一动作超量运动之后，膝关节腔内压升高，氧分压下降，导致滑膜组织充血水肿，红、白细胞及纤维素渗出，当渗出速度超过滑膜代偿性吸收速度时，即可出现关节积液。进而又可使关节腔内压继续升高，氧分压继续下降形成恶性循环，日久可导致滑膜退变脂肪化生等慢性无菌炎症形成。

28.1.3　临床表现

本病表现为局部关节肿胀、疼痛、活动受限为主。

28.1.4　诊断要点

膝髌上缘内外侧肿胀、光亮、皮纹皱裂消失；膝关节运动受限，在肿胀的高突处，双指合压有波动感；浮髌试验阳性。

28.2　火针技术在关节积液中的应用

28.2.1　技术一

取穴　阿是穴。

操作方法　局部常规消毒后，将细火针烧至白亮，点刺积液的高突处，散刺5~10针，深度为5~10分，积液黏稠者，更换中或粗火针；刺后辅助患者屈伸膝关节，促使积液排出；拔罐，可连拔 2~3 次，尽量排出余液，完毕后进行包扎，每周施术 1 次，一般 3~10 次可消除积液；积液控制后，再以细火针点刺血海、梁丘、阴陵泉、阳陵泉、鹤顶，不留针，3~5 次即可，以巩固疗效。

28.2.2 技术二

取穴 液点（屈膝，髌底外侧端上 1 寸，及梁丘穴下 1 寸处）、膝眼、犊鼻、足三里、阴陵泉、血海。

操作方法 液点穴常规消毒，将中号火针酒精灯上烧红，速刺疾出，积液可见自行流出。左右手配合用力挤按膝关节周围，促使积液排出，再用拔罐法拔出部分积液。其余穴位常规消毒后，以细火针点刺。

隔日一次，积液减少后隔 2~3 日治疗一次，当无积液时停用粗火针，以细火针、毫针巩固疗效。5 次/疗程。

按语 现代医学认为，本病由于风湿性、类风湿、骨刺或外伤等疾病引起膝关节滑膜炎症，关节内积聚大量炎性渗出液，使关节腔内压力增高，阻碍淋巴循环，积液日久变性，侵蚀滑膜，加剧滑膜破坏，形成恶性循环。

本法采用粗火针放液，细火针点刺可温通经络、调和气血，对于本病无论挟寒、瘀阻、湿热均可治疗，临床上，凡膝关节肿痛剧烈，屈伸不利，病程较短者，多有关节积液，采用火针，既可以确诊有无积液，还可达到治疗目的。运用火针治疗可使肿痛减轻，功能活动改善，且很少引起感染。火针治疗本病疗程短，安全易行，值得推广。

29 退行性膝关节炎

29.1 概述

29.1.1 概念

退行性膝关节炎又称增生性膝关节炎、肥大性关节炎、骨性关节炎，主要是由于膝关节的退行性改变和慢性积累性关节磨损而造成的，以膝部关节软骨变性，关节软骨面反应性增生，骨刺形成为主要病理表现。一般呈缓慢进行性发展，剧烈运动、受凉或阴雨天加重。临床上以中老年人发病多见，特别是50~60岁的老年人，女性多于男性。

29.1.2 病因病理

(1) 西医病因病理

本病的病因尚不十分明确，一般认为与年龄、性别、职业、机体代谢及损伤有关，尤其与膝关节的机械运动关系密切。例如，对于肥胖患者，由于超负荷等因素反复持久地刺激而引起膝关节的关节软骨面和相邻软组织的慢性积累性损伤，同时使膝关节内容物的耐受力降低，当持久行走或跑跳时在关节应力集中的部位受到过度的磨损，使膝关节腔逐渐变窄，关节腔内容物相互摩擦，产生炎性改变，关节腔内压力增高。异常的腔内压刺激局部血管、神经，使之反射性地调节减弱，应力下降，形成作用于关节的应力和对抗该应力的组织性能失调。另外，由于中老年人的内分泌系统功能减弱，骨性关节系统随之逐渐衰退。因此营养关节的滑液分泌减少，各种化学成分也逐渐改变，因此出现骨质疏松，关节软骨面变软变薄，承受机械压力的功能随之减低，加上长期的磨损和外伤，于是关节软骨面出现反应性软骨增生，经骨化形成骨刺或骨赘。第三，由于中老年人的胫骨髁呈蝶形，骨质较疏松，而股骨髁则呈半球形，且骨质较硬，在站立和行动时特别是肥胖患者，重力通过股骨髁而作用于胫骨髁的髁间棘上。当形成骨刺后则可对滑膜产生刺激，关节面变形或关节间隙狭窄时，关节活动明显受限且疼痛加剧。

本病的病理变化，早期因关节软骨积累性损伤导致关节软骨的原纤维变性，而使软骨变薄或消失，引起关节活动时疼痛与受限；在后期，关节囊形成纤维化增厚，滑膜充血肿胀肥厚，软骨呈象牙状骨质增生。同时，膝关节周围肌肉因受到刺激而现为先痉挛后萎缩。总之，其病理改变是一种关节软骨退行变化引起的以骨质增生为主的关节病变，滑膜的炎症是继发的。

(2) 中医病因病机

中医则认为产生本病的原因，一是因慢性劳损、受寒或轻微外伤，二是由于年老体弱，肝肾亏损，气血不足致使筋骨失养，日久则使关节发生退变及骨质增生而发生本病。

29.1.3　临床表现

本病患者主要表现为发病缓慢，多见于中老年肥胖女性，往往有劳损史；膝关节活动时疼痛，其特点是初起疼痛为发作性，后为持续性，劳累后加重，上下楼梯时疼痛明显；膝关节活动受限，跑跳跪蹲时尤为明显，甚则跛行，但无强直；关节活动时可有弹响摩擦音，部分患者可出现关节肿胀，股四头肌萎缩；膝关节周围有压痛，活动髌骨时关节有疼痛感。个别患者可出现膝内翻或膝外翻；关节内有游离体时可在行走时突然出现交锁现象，稍活动后又可消失。

29.1.4　诊断要点

(1) 西医诊断

中老年女性肥胖患者多见，发病高峰在 50～60 岁。有典型的膝关节疼痛症状伴关节活动受限。

有以下典型体征：膝关节周围压痛，关节活动弹响及磨擦音，关节挛缩或股四头肌萎缩。X 线显示关节面粗糙不平，软骨下骨质硬化，关节间隙变窄，骨端囊性变，边缘骨质增生，胫股关节面模糊及韧带钙化。

(2) 中医诊断

主症：关节肿痛，活动受限。若疼痛剧烈，呈刺痛、掣痛，痛处固定，不可屈伸，骨关节僵硬变形，关节及周围呈暗瘀色，舌质暗或有瘀斑，脉细涩属瘀血阻痹；若肢体关节酸痛，关节屈伸不利，得热痛减，遇寒痛剧，活动时疼痛加重，舌质淡，苔白，脉弦或紧，属风寒湿痹；若关节酸痛无力，局部肿胀不明显，伴眩晕耳鸣，口渴咽干，舌红少苔，脉细数属肾阴亏虚；若疼痛日久不愈，时轻时重，或关节变形，筋肉萎缩伴腰膝冷痛，形寒畏冷，手足不温，夜尿频频，舌淡胖，脉沉缓无力，属肾阳不足。

29.2　火针技术在退行性膝关节炎中的应用

29.2.1　技术一

取穴　主穴取患侧梁丘、膝眼。配穴选患侧阴陵泉、足三里、阳陵泉、膝阳关，2~3穴/次。

操作方法　采用火针点刺，速刺不留针，3天1次，5次/疗程。若有关节积液，可用粗火针针刺后，拔罐吸液2次，排出积液。

按语　运用火针可温通经络，调理气血，改善血液循环，使经络通畅，瘀阻减轻，疼痛好转；也可使膝关节内压力减低，配合拔罐还可排出渗液，使滑囊炎减轻；但对于日久未治，关节畸形者，火针治疗关节功能则难以恢复。

29.2.2　技术二

取穴　主穴：阿是穴、阳陵泉、肾俞。瘀血痹阻配肝俞、膈俞、血海；风寒湿痹配阴陵泉、跗阳；肾阴不足配关元、三阴交；肾阳不足配命门、腰阳关。

操作方法　阿是穴常规消毒后，选用中等粗细火针烧至通红速刺疾出，深度0.3~0.5寸；余穴用火针点刺，深度0.2~0.3寸。

按语　退行性膝关节炎多见于肥胖女性，关节边缘韧带附着处和软骨下骨质反应性增生形成骨赘，使膝关节内动脉与静脉通路阻滞，静脉回流不畅，周围气血运行不畅，不通则痛，引起膝关节疼痛、僵直畸形和功能障碍。在阿是穴施以火针，可温通经络，调理气血，改善血液循环，经络通畅，瘀阻减轻，疼痛好转。控制体重或减肥，注意关节保暖，及时妥善治疗骨质疏松、关节外伤等均有助于本病的治疗。

30 膝关节创伤性滑膜炎

30.1 概述

30.1.1 概念

膝关节创伤性滑膜炎是膝部常见的一种软组织损伤，为膝关节损伤后引起的滑膜无菌性炎症性疾病。由于膝关节经常在负重下活动，并且杠杆作用强，因此易遭受扭挫等外伤因素的作用，导致关节囊滑膜层损伤、充血、渗出，关节腔内大量积液积血引起滑膜炎。本病可发生于任何年龄。

30.1.2 病因病理

膝关节的关节囊内有滑膜覆盖，滑膜细胞分泌滑液，可营养关节软骨，润滑关节面，减少摩擦，散发关节活动时所产生的热量等作用。当膝部遭受突然剧烈的扭挫伤或其他创伤因素的作用，使关节囊滑膜层损伤，出现充血、损伤性炎症渗出等改变，关节腔内逐渐积聚大量的液体，关节内压力增高，影响了淋巴系统的循环。积液如不能及时吸收，则转为慢性滑膜炎。滑膜在长期的炎症刺激下，逐渐肥厚。纤维素的沉着、机化、导致关节粘连，活动受限。久之可继发创伤性关节炎，股四头肌萎缩，严重影响膝关节的功能。

30.1.3 临床表现

急性损伤者，表现为膝关节血肿，关节血肿一般是在伤后即时或之后 1~2 小时内发生，膝及小腿部有广泛的瘀血斑，触诊时皮肤或肿胀处有紧张感，浮髌试验阳性，常有全身症状，如发热，局部较热等。

慢性劳损或急性滑膜炎处理不当转为慢性者，临床上多见于老年人，或伴有膝内翻，膝外翻或其他膝部畸形者，膝关节骨质增生症者等，患者主诉多为两腿沉重不适，膝部伸屈困难，但被动运动均无明显障碍，疼痛不剧烈，局部不红不热，膝关节功能检查一般无明显的阳性体征，常见的现象是：在膑韧带两侧膝眼处隆起，饱满，以手触诊，该处松软，甚则有囊性感，关节积液如超过 10ml 则浮髌试验呈阳性。

30.1.4 诊断要点

膝关节损伤病史；疼痛、肿胀、膝关节周围压痛，膝关节屈伸功能受限；严重时浮髌试验阳性。患者仰卧，膝关节伸直，检查者左手虎口张开压在髌上囊区，将囊内液体压挤到髌骨上方，右手拇指伸直向下按压髌骨。如感觉髌骨有浮动感，提示关节内有大量积液或积血，浮髌试验即为阳性。

膝关节穿刺：无菌消毒下，穿刺抽液，如抽出淡黄色或淡红色液体，可明确诊断。

30.2 火针技术在膝关节创伤性滑膜炎中的应用

30.2.1 技术一

取穴 内外膝眼、鹤顶、血海、梁丘、足三里、阳陵泉、阿是穴。

操作方法 患者仰卧位，选取穴位4~5个，常规消毒后，将特制钨钢火针在酒精灯上烧至白亮，对准穴位点刺，速进疾出。并在积液明显处火针点刺放液，进针深度视关节肿胀、滑膜增厚程度及积液量多少把握。出针后挤压活动关节，敷以无菌纱布，隔3天1次，5次/疗程。

按语 滑膜炎是各种原因引起滑膜充血、肿胀渗出，产生大量积液，以局部肿胀、疼痛、活动受限为主症。火针可温通经络，散寒除痹，加速患部血液运行，改善微循环，同时放出积液，促使炎症吸收，解除肿痛。达到较好治疗效果。

注意事项 配合功能锻炼，创伤早期让病人做股四头肌自主收缩，以防肌肉萎缩，晚期做膝关节屈伸活动，防止或解除粘连。膝关节功能锻炼禁忌暴力。

31 痛风性关节炎

31.1 概述

31.1.1 概念

痛风性关节炎是由于尿酸盐沉积在关节囊，滑囊、软骨、骨质和其他组织中而引起病损及炎性反应，它多有遗传因素和家族因素，好发于 40 岁以上的男性，多见于踇趾的跖趾关节，也可发生于其他较大关节，尤其是踝部与足部关节。主要表现为关节的剧痛，常常为单侧性突然发生。关节周围组织有明显肿胀、发热，发红和压痛。做血尿酸检查可以确诊，应用药物治疗有较好的疗效。

31.1.2 病因病理

(1) 西医病因病理

本病有原发性和继发性两类，原发性与家族遗传有关，继发者则常因其他疾病引起，如血液病、肾病、肿瘤等。

原发性痛风多由于体内先天性缺乏某些生物化学酶，使细胞核内一种"嘌呤"类物质代谢紊乱，而产生过多的尿酸。这些尿酸沉积在关节，损坏关节，而导致痛风性关节炎。继发性痛风则多出于慢性肾病，使尿酸不能通过肾脏排泄出体外，而蓄积于体内，引起痛风病。

(2) 中医病因病机

本病以关节红、肿、热、痛反复发作，关节活动不灵活为主要临床表现，又称"白虎历节病"，属中医学"痹证"范畴，中医认为，该病多因外感风寒湿邪，郁而化热或外感风热与湿相并，而致风湿热合邪为患，或饮食不节，损伤脾胃，湿从内生，痹阻经络，日久不愈，导致气血津液运行不畅，血脉瘀阻，津液凝聚，瘀血痰湿痹阻关节所致。

31.1.3 临床表现

痛风性关节炎急性发作多起病急骤，常在夜间突发，可因疼痛而醒并且彻夜不能入睡，第一跖趾及踇趾关节为多见，其次为踝、膝、肘、腕、手及足部其他关节，以后可发展为多关节炎，或游走性关节炎，受累关节红、肿、热、痛，痛如虎咬刀割难忍。活动受限，大关节受累时常有渗液，可伴有发热、寒战、疲倦、厌食及头痛等症状，一般历时 1～2 周症状缓解。

缓解期：多表现为局部隐痛不适，肤色变深，关节肿胀畸形或有结石形成（多见于外耳郭、患部关节）。随着结石的不断沉积增多，导致关节肥大，畸形，僵硬，活动受限。对于病程超过 10 年以上患者，如不加控制，常见肾功能减退，肾结石发展，进而引发肾绞痛、血尿甚至肾衰竭及尿毒症等。

31.1.4　诊断要点

根据临床表现、化验、X 线检查有助于诊断，完全确诊要由滑膜或关节液查到尿酸盐结晶，因为牛皮癣性关节炎和类风湿关节炎有时尿酸含量也升高。目前采用诊断标准：急性关节炎发作一次以上，在 1 天内即达到发作高峰。急性关节炎局限于个别关节，整个关节呈暗红色，第一跖趾关节肿痛。单侧跗骨关节炎急性发作。有痛风石。高尿酸血症。非对称性关节肿痛。发作可自行停止。

凡具备上述条件 3 条以上，并可排除继发性痛风者即可确诊。

31.2　火针技术在痛风性关节炎中的应用

31.2.1　技术一

取穴　主穴：行间、太冲、内庭、陷谷。湿热蕴结者加丘墟、大都、太白；瘀热阻滞加血海、膈俞；痰浊阻滞加丰隆、脾俞；肝肾阴虚加太溪、三阴交。均在患侧取穴。

操作方法　患者取直立位或坐位，局部常规消毒后，将火针烧至白亮，对准穴位点刺，深度 0.3～1 寸，每穴点刺 1～3 针。针刺足部腧穴用粗火针，以出血为度，出血量不超过 100ml。针刺踝关节以上穴位用细火针。每周 1 次，针刺后 48 小时保持针孔干燥。每周 3 次，6 次/疗程。

注意事项　对于血友病、凝血功能障碍患者，不宜采用此法；出血颜色由暗转淡即可；对痛风性关节炎急性发作者，可在红肿的患部散刺数针，使炎性渗出物排出。

按语　采用此法治疗痛风性关节炎，足部腧穴用火针点刺后，出血量多者，疗效较好，反之，则疗效较差。治疗同时，应进行饮食调理，忌高嘌呤食物，避免饮酒。

32　强直性脊柱炎

32.1　概述

32.1.1　概念

强直性脊柱炎是一种主要侵犯脊柱，并累及骶髂关节和周围关节的慢性进行性疾病，又称为类风湿脊柱炎、类风湿中心型等。一般认为女性较男性发病率低，男女之比为 2～(3∶1)，女性外周关节受累、颈椎和上背部疼痛更为多见，临床症状较轻，预后良好。

32.1.2　病因病理

（1）西医病因病理

强直性脊柱炎的病因目前尚未完全明确，近年来研究结果提示和遗传素质、感染及免疫等因素有关。

基本病理变化为肌腱、韧带等附着点病变，也可发生一定程度的滑膜炎症。常以骶髂关节发病最早，骶髂关节炎是强直性脊柱炎的病理标志，也常是其最早的病理表现之一。早期病理变化包括软骨下肉芽组织形成，组织学上可见滑膜增生和淋巴样细胞及浆细胞聚集、淋巴样滤泡形成以及含有 IgG、IgA 和 IgM 的浆细胞。随之出现骨骼的侵蚀和软骨的破坏，逐渐被退变的纤维软骨替代，最终发生骨性强直。

脊柱的最初损害是椎间盘纤维环和椎骨边缘连接处的肉芽组织形成。纤维环外层可能最终被骨替代，形成韧带骨赘，进一步发展将形成 X 线所见的竹节样脊柱。脊柱的其他损伤包括弥漫性骨质疏松、邻近椎间盘边缘的椎体破坏、椎体方形变及椎间盘硬化。其他脊柱关节病也可观察到相似的中轴关节病理学改变。

（2）中医病因病机

中医认为，本病多属中医"肾着"、"骨痹"等范畴。其内因为肾督阳虚，外因为寒邪入侵。内外合邪，阳气不化，开阖不得，寒邪内盛，影响筋骨的荣养淖泽，而致脊柱佝偻，形成本病。本病与足少阴肾经、督脉关系密切，与任脉也有关系。

32.1.3 临床表现

本病一般男女发病之比为 7：1 ~ 10：1。起病多为 15 ~ 30 岁的男性，儿童及 40 岁以上者少见。

多数病人起病隐匿，早期症状为上背部、臀部及髋部呈间歇性钝痛，有僵硬感或坐骨神经痛。开始疼痛为间歇性，而且较轻。随着病情发展，在数月或数年之后可出现持续性疼痛，甚至为较严重的疼痛。有时疼痛可发生于背部较高部位、肩关节及其周围，但不久就可出现下背部症状。病人常感晨起时和工作 1 天后症状较重，其他时间则较轻。天气寒冷和潮湿时症状加重，经服水杨酸制剂和局部热敷后又可缓解。

关节炎表现：可累及任何关节，但以脊柱关节受累为多。

骶髂关节炎：多数病人首先出现骶髂关节受累症状，个别病人也可首先出现较高位脊柱关节炎症状，表现为下背部强直和疼痛，常放射到一侧或两侧臀部，偶尔放射到大腿，进一步可发展至膝关节背侧，甚至可扩展至膝关节以下。

腰椎关节炎：虽然骶髂关节和腰椎关节同时受累，但多数病人背部疼痛不适和运动功能障碍是由腰椎关节病变所引起的。开始背部出现弥漫性疼痛，以后则逐渐集中于腰部。有时可出现严重腰部强直，而使病人害怕弯腰、直立和转身，因为这些动作可以引起严重疼痛。脊柱强直可能是由于腰部骨突关节炎引起椎旁肌肉痉挛而造成的。查体腰部骨突关节可有触痛，椎旁肌肉明显痉挛，腰部脊柱变直，运动受限，腰部正常生理弯曲消失。

胸椎关节炎：脊柱炎进行性上行性发展，胸椎关节也可受累。此时病人有上背部疼痛、胸痛及胸廓扩张运动受限感。这些症状有的病人可在病程早期就出现，但多数病人是在起病 6 年之后才出现。随着病情发展，可出现明显脊柱后凸、胸廓活动受限。

颈椎关节炎：少数病人可仅以颈椎关节炎为早期表现，病情进行性发展，可出现严重的颈椎后凸或侧凸，最后头部可呈，固定性前屈位、后屈、旋转和侧屈时，可部分或完全受限，空间视野范围明显变小。颈椎病变所致的疼痛可仅限于颈部，也可沿颈旁结构放射到头部，颈部肌群开始严重痉挛，最后可发生萎缩、根性疼痛而牵涉到头和手臂。由于整个脊柱强直和骨质疏松，很易因外伤而发生骨折，尤以颈部为常见。一旦发生颈部外伤性骨折则可造成截瘫。

周围关节炎：约 1/3 以上的病人可有肩关节、髋关节受累，这样就进一步加重了病人的致残后果。关节疼痛往往较轻，而关节运动受限却很明显，例如，不能梳头或下蹲困难等。随着病情的发展，可发生软骨变性、关节周围结构纤维化，最后形成关节强直。由于髋关节挛缩，膝关节代偿性屈曲，可使病人呈前躬腰屈曲姿势，而出现鸭步状态。由于脊柱关节广泛性病变，还可造成扁平胸和严重驼背。

强直性脊柱炎晚期，由于炎症已基本消失，所以关节无疼痛，而以脊柱固定和强直为主要表现。颈椎固定性前倾，脊柱后凸，胸廓常固定在呼气状态，腰椎生理弯曲丧失，髋关节和膝关节严重屈曲挛缩，站立时双目凝视地面，身体重心前移。个别病人可严重致残，长期卧床，生活不能自理。

32.1.4 诊断要点

(1) 西医诊断
临床特点表现为各平面腰椎活动完全受限（前屈、侧弯、后伸），背部胸腰段疼痛，胸廓扩张度限于2.5cm及双侧重度骶髂关节炎等。

实验室检查：多数病人在早期或活动期血沉增速，后期则血沉正常。血沉增速有助于对临床和X线表现可疑的病人进行诊断。HLA-B$_{27}$（人体白细胞相关抗体）检测对强直性脊柱炎的诊断有一定的帮助，但绝大部分的患者只有通过病史、体征和X线检查才能作出诊断。

X线平片：观察骶髂关节改变，是诊断本病的主要依据。可以这样说，一张正常的骶髂关节X线片几乎可以排除本病的诊断。早期骶髂关节的X线片改变比腰椎更具有特点，更容易识别。一般地说，骶髂关节可有三期改变：

早期：关节边缘模糊，并稍致密，关节间隙加宽。

中期：关节间隙狭窄，关节边缘骨质腐蚀与致密增生交错，呈锯齿状。

晚期：关节间隙消失，有骨小梁通过，呈骨性融合。

其他有髋膝关节改变、肌腱附着点的改变等。

X线平片对较为典型的骶髂关节炎诊断较易，但对于早期骶髂关节炎诊断则比较困难，容易漏诊。而骶髂关节CT或MRI检查敏感性高，可早期发现骶髂关节病变。

注意：本病早期确诊非常重要，对于15～30岁男性，3～5年来有游走性疼痛，应拍摄两侧骶髂关节X线片，如两侧关节已有改变，即可确诊，且说明疾病已非早期。

(2) 中医诊断
中医辨证分为肾虚督寒、邪郁化热、痹阻肢节、邪及肝肺等。

32.2 火针技术在强直性脊柱炎中的应用

32.2.1 技术一

取穴 灵台、至阳、筋缩、中枢、脊中、悬枢、命门、腰阳关、十七椎下、膈俞、肝俞、胆俞、脾俞、胃俞、肾俞、气海俞、大肠俞、关元俞。

操作方法　以病变侵及部位为依据选取 4~5 个穴位，常规消毒后，将中粗火针在酒精灯上烧红后，由上向下循序点刺，背部方向向下，腰骶部直刺，深度在 1~1.5 寸，出针后立即按压针孔。4 天一次，2 次/疗程。

按语　强直性脊柱炎是由下向上发展的，治疗先取病变上两个节段穴位以劫之，后取病变部位以脱之。这正是遵从杨上善："观痹从下自上，当先刺向下之前，使其不得进而下也；然后刺其痹后，使气脱也。"治法，因而疗效更好。但应注意，本病早发现早治疗是关键。

33 足跟痛

33.1 概述

33.1.1 概念

足跟痛是指在行走或站立时，一侧或双侧足跟部有疼痛感。主要在足跟的掌面和后面，有时也可见于足跟的内外侧，多由足跟脂肪纤维垫部分消退，跟骨骨刺、急性滑囊炎引起，少数与风湿、类风湿有关。本病多见于 40～60 岁的中老年人。

33.1.2 病因病理

（1）西医病因病理

长途跋涉或负重行走，使跖腱膜和趾短屈肌等在跟骨结节附着部受到反复牵扯而发生无菌性炎症。伴有扁平足的患者，更易发生劳损。如炎症长期存在，则逐渐纤维化、钙化，形成与跖腱膜方向一致的骨刺。

奔跑跳跃等剧烈运动，使跟腱周围受到强力牵拉，引起跟腱前后的滑囊发炎；长期站立工作或行走，足跟下因受压或摩擦，引起跟下滑囊发炎，出现疼痛、肿胀等症状。

由于行走时，足跟触于硬物上或长期受压使跟下脂肪纤维垫发炎。

年老体弱，久病初愈也是引起足跟痛的重要因素，跟部酸痛、行走无力。

（2）中医病因病机

中医认为，本病主要病因为外伤劳损、外邪侵袭、肾气亏虚等；基本病机为脉络受损，气血阻滞导致不通则痛；肾气亏虚、骨失滋养则致不荣则痛。本病病位在足跟筋脉，病性为本虚标实。

33.1.3 临床表现

足跟疼痛剧烈或隐隐作痛，行走、久站、遇冷后加重，局部皮肤颜色正常，可有轻微肿胀；局部可有明显压痛，足跟掌面作痛，压痛点位于正中线上距足跟后缘 3～4cm 处，或稍偏一侧。

33.1.4 诊断要点

(1) 西医诊断

可一侧或两侧发病，疼痛轻重不一；病起缓慢，早晨起床下地足跟痛，稍走动后缓解，行走较多时疼痛又可加重；跟骨内侧结节处，相当于跟部前方偏内侧有一局限性压痛点。

跟骨结节骨刺及炎症：起病缓慢，40 岁以上中老年多发，常伴有平足畸形。足跟下疼痛，晨起站立时较重，行走片刻后减轻，但行走过久疼痛又加重。跟骨结节前方压痛，有时可触及骨性隆起。跟骨侧位片常显示跟骨结节前骨刺形成。但有骨刺不一定发生疼痛，疼痛者不一定有骨刺。

跟部滑囊炎：跟后滑囊炎常于一侧跟腱止点部疼痛，在行走、站立过久或剧烈运动后疼痛加重，局部轻度肿胀，压痛，有时可触及捻发音；跟下滑囊炎多由外伤或长期摩擦形成，跟骨结节下方疼痛，轻微肿胀，深在性压痛。

跟下脂肪纤维垫炎：常因跟部被硬物硌伤或长期受压引起。跟下疼痛，肿胀，压痛浅在。

虚性跟痛：多见于年老体弱，久病初愈者。站立或行走时双侧足跟部酸痛乏力，但局部无明显压痛。

(2) 中医诊断

实证，足跟痛，疼痛剧烈，行走触地则加重，部分患者有局部肿胀感，舌苔白，脉弦紧。

虚证，足跟痛，隐隐作痛，缠绵不愈，遇劳则重，局部皮肤色泽无明显改变，常伴有腰膝酸软、耳鸣等症状，舌淡，少苔，脉弦细。

33.2　火针技术在足跟痛中的应用

33.2.1 技术一

取穴　压痛点、跟痛穴（合谷后 1 寸处）。

操作方法　先用毫针在足跟局部寻找压痛点，穴位常规消毒后，将中火针在酒精灯上烧红，点刺压痛点 2 ~ 3 针，跟痛穴，速刺不留针。针刺深度 0.2 ~ 0.3 寸。

此法治疗 3 次后仍有疼痛者可用锋勾针勾刺压痛点，毫针取健侧大陵、小天心（大陵前 5 分）、后溪穴，并嘱患者走动。留针 15 分钟。

按语　本法适用于疼痛剧烈伴有肿胀者。此法配合毫针及锋勾针治疗，病程短者 1 ~ 2 次可愈，长者，连治 3 ~ 5 次可愈。

33.2.2 技术二

取穴 压痛点、跟痛穴（合谷后1寸处）、太溪、昆仑。

操作方法 先用锟针在足跟局部寻找压痛点；穴位常规消毒后，将细火针在酒精灯上烧红，点刺压痛点2~3针，跟痛穴、太溪穴、昆仑穴，速刺不留针。针刺深度2~3分。

此法治疗三次后仍有疼痛者可用锋勾针勾刺压痛点，毫针取健侧大陵、小天心（大陵前5分）、后溪穴，并嘱患者走动。留针15分钟。

按语 本法适用于隐隐作痛伴有腰膝酸软者。此法配合毫针及锋勾针治疗，病程短者1~2次可愈，长者，连治3~5次可愈。

33.2.3 技术三

取穴 压痛点。

操作方法 先用锟针在足跟局部仔细按压，寻找压痛点1~5个；穴位常规消毒后，将细火针在酒精灯上烧至白亮，点刺压痛点，速刺不留针。针刺深度以达到骨膜为度。针后按压针孔，并可用创可贴外敷。针后3日内不宜着水，每周1次，3次/疗程。

按语 本法适用于跟后滑囊炎，针刺后可见局部渗出物排出。

33.2.4 技术四

取穴 夹脊穴、足跟穴。

操作方法 细火针点刺颈4~胸3夹脊，速刺不留针，深度2~3分；毫针置于酒精灯上烧红，点刺手掌足跟穴。足跟穴位于大陵与劳宫连线近腕横纹1/3处。此两种操作方法配合使用，每周3次，5次/疗程。

33.2.5 技术五

取穴 主穴：阿是穴、大钟、仆参。配穴：实证选悬钟、金门；虚证选太溪、肾俞。

操作方法 局部常规消毒后，选用中等粗细火针烧至通红后，迅速刺入阿是穴，深度约0.3~0.5寸，速刺疾出；太溪、大钟穴火针针刺深度0.1~0.2寸。其他疗法：毫针针刺大陵穴，首次治疗选健侧，针刺后行针同时，嘱患者进行顿足运动。健、患侧交替取穴针刺，每日一次，3次/疗程。

按语 火针治疗足跟痛有较好疗效，嘱患者每日按摩足跟部，以促进局部血液循环，增强疗效；治疗期间，应避免长时间站立或行走，足跟垫高可减少跖腱膜张力，有一定治疗作用；减轻体重，减轻足跟负重。进行下肢锻炼，增强下肢肌力。

34 急性扭挫伤

34.1 概述

34.1.1 概念

急性扭挫伤是指由于扭转、牵拉、挫压、跌仆、撞击或用力提重物等导致四肢或身体某部位的软组织如皮肤、肌肉、韧带、肌腱、血管等损伤，引起局部疼痛或功能障碍，局部肿胀或压痛，但无骨折、脱臼。常见于踝、膝、腰、腕部，属祖国医学"伤筋"范畴。

34.1.2 病因病理

(1) 西医病因病理

因各种外伤引起皮肤或肌肉损伤，出现肿胀、疼痛等或急性软组织损伤后治疗不及时，仍有肿胀、疼痛的症状。受伤后，由于局部血管内外组织液渗透压的平衡失调，大量的液体积存于组织间隙内，而引起肿胀；或受伤后局部血管破裂，出血而形成血肿；急性扭挫伤后，由于创伤血肿或炎症反应引起疼痛剧烈，由于疼痛和肿胀，又可导致肌肉、肌腱、滑囊或关节等伴有不同程度的功能障碍。

(2) 中医病因病机

中医认为，本病因外伤、慢性劳损等导致经筋受损而致。病位在经筋，病性属实证或本虚标实。

34.1.3 临床表现

踝关节扭伤：多见于外踝，踝部明显肿胀疼痛，不能着地，踝关节前下方均有压痛，皮肤呈紫色。

膝关节扭伤：多见于内侧，膝部内侧或外侧肿胀疼痛，屈伸活动受限，有压痛。

腕关节扭伤：多见于背侧，手腕部疼痛，活动受限，用力和转动时疼痛加剧，局部肿胀、压痛。

腰扭伤：腰部一侧或两侧剧痛，腰部不能挺直，俯仰、屈伸、转侧、起坐均不便。腰肌痉挛，肿胀、压痛。腰背脊柱多向患侧倾斜。

34.1.4 诊断要点

根据临床表现结合外伤或有扭伤史，排除骨折、脱臼可确定。局部检查可有疼痛、肿胀畸形、功能障碍等表现。

34.2 火针技术在急性扭挫伤中的应用

34.2.1 技术一

取穴 阿是穴、局部腧穴。

操作方法 48 小时以内，先用梅花针轻叩患处；再用细火针或毫针针刺对侧相应点如左侧外踝扭伤针刺右侧外踝对应点，或用细火针或毫针针刺上下相应点如左侧外踝扭伤针刺左侧腕部阳池穴。

48 小时后，先用梅花针中度手法叩刺患处；再用细火针点刺局部阿是穴；如踝部选解溪、丘墟、商丘、申脉、照海、太溪、昆仑；膝关节选内外膝眼、血海、梁丘、阴陵泉、阳陵泉；腰部选肾俞、大肠俞、腰阳关；腕部选阳溪、阳谷、外关。

按语 火针治疗可直接刺激病灶及反射点，迅速消除或改善局部组织水肿、充血、渗出、粘连、钙化、挛缩等病理变化，使受损组织重新修复。但是对于急性期 24 小时内局部应避免火针治疗。火针治疗要掌握"适度"，治疗时要控制针数，每次治疗后需间隔数日，这样才能通过周围健康组织的再生予以修复。

35 慢性软组织损伤

35.1 概述

35.1.1 概念

慢性软组织损伤是指急性软组织损伤迁延日久或各种劳损等原因导致的慢性损伤，损伤部位组织在变性、渗出、增生修复等过程中，形成粘连、瘢痕、钙化等病理改变，难以治愈。

35.1.2 病因病理

(1) 西医病因病理

病因：各种外伤日久失治；久行、久坐、久立或长期不正确姿势的劳动，工作或生活习惯而使人体某一部位长期过度用力积累而致慢性劳损；风寒湿邪侵袭等；另外，不同年龄、不同体质及先天解剖结构异常等是导致软组织损伤的主要内因。

病理：软组织包括皮肤、皮下组织、肌肉、肌腱、筋膜、韧带、关节囊、骨膜、神经、血管等损伤后，往往在受伤部位出现疼痛、肿胀、功能障碍等病理变化。慢性软组织损伤后，由于肌肉附着点、骨膜、筋膜、关节囊、韧带、肌腱、肌肉等产生纤维化或瘢痕化，神经血管受到刺激或压迫，局部新陈代谢改变等均可刺激局部神经产生疼痛。另外，慢性软组织损伤时，由于受伤组织的粘连，纤维化，骨化还可引起功能障碍。

(2) 中医病因病机

祖国医学称为"伤筋"，对劳损伤筋有"久视伤血，久卧伤气，久坐伤肉，久立伤骨、久行伤筋"等论述。对于各种不良姿势或不良生活习惯等均可引起"伤筋"，伤筋后又可引起气血、脏腑、骨骼、经络等一系列改变。伤筋时，气血损伤多同时出现，主要可分为气滞血瘀和气血两虚两类。另外，皮肉筋骨损伤时也可影响到脏腑功能的减退，筋骨与五脏六腑均有其联系，但最密切的不过于肝肾。

35.1.3　临床表现

根据损伤的部位不同，其临床表现不同。慢性软组织损伤多由于急性损伤失治或治疗不当，而转成慢性损伤；或由于慢性劳损而造成某一部位的慢性损伤。无骨折、脱位，表现为局部疼痛、肿胀及活动障碍等。

35.1.4　诊断要点

有软组织受损史；软组织在受损后引起组织出血、渗出、水肿、及在保护人体自身修复中出现组织的粘连、挛缩和结瘢；软组织功能活动受限，出现疼痛和活动障碍。

35.2　火针技术在慢性软组织损伤中的应用

35.2.1　技术一

取穴　阿是穴。

操作方法　选定慢性软组织损伤后形成的硬结、条索状物处，常规消毒后，将长 1.5 寸的钨锰合金针烧至通红，速刺疾出，深度达组织粘连变性的筋僵、筋粗、筋结部位。出针后按压针孔片刻，以减轻疼痛。一般每个病灶处针刺 3 ~ 5针，每周 1 次，间隔期间可用艾条熏灸针处 20 分钟，5 次/疗程。

按语　火针疗法治疗慢性软组织损伤，要求针体烧至通红，炽热的针体刺入粘连瘢痕组织可造成针体周围病理组织的微小灼伤，而修复起于损伤，损伤处坏死的细胞、组织碎片被清除后，由其周围健康细胞分裂增生完成修复过程。修复后可完全或部分恢复组织结构和功能。

火针治疗间隔期采用艾灸可改善局部血液循环，保证组织再生所需营养，还可促进坏死物质吸收及控制感染。

36 带状疱疹

36.1 概述

36.1.1 概念

带状疱疹是由水痘–带状疱疹病毒引起的一种非传染性急性疱疹性皮肤病，表现为簇集状水疱沿一侧皮肤周围神经呈带状分布，常发生于单侧，发病部位可见胸、腰、四肢及头面部，但以腰胁部、胸部多见。中医又称为"蛇丹"、"蛇串疮"、"缠腰火丹"。

36.1.2 病因病理

(1) 西医病因病理

带状疱疹是由于感染水痘带状疱疹病毒引起。儿童感染此种病毒后临床表现为水痘，成年人感染感染病毒后，一般为隐性感染，不出现临床症状，但带状疱疹病毒可长期潜伏于脊髓后神经根神经节内，当机体免疫力低下时或在某些诱发因素的作用下可引起病毒活跃，使受侵犯的神经发生炎症或坏死，并可沿周围神经纤维分布的皮肤出现簇状水疱。

(2) 中医病因病机

中医认为，本病多由情志内伤，肝气郁结，郁而化火，火毒炽盛；或脾之健运，蕴湿化热，湿热搏结于皮肤；或血虚肝旺，劳累感染毒邪，或湿毒炽盛，气血瘀滞所致。

36.1.3 临床表现

一般以疼痛为主，多突然发病，也有发病前感刺痛，数日后方起疱者，或疼痛与水疱同时出现；或先有水疱而后疼痛者。基本皮损为带片状的红色斑丘疹，很快转变为绿豆到黄豆大小的水疱，3～5个簇集成群，累累如串珠，聚集一处或数处，排列成带状。疱群之间皮肤正常，水疱内液体起初透明，5～6天后转为浑浊。重者有瘀点、血疱或坏死；轻者稍有皮肤潮红，而无水疱。多沿外周神经作单侧分布，常发于腰胁部、胸部、颜面、大腿内侧等，一般不超过正中线，以肋间神经、三叉神经最常见。

36.1.4　诊断要点

(1) 西医诊断

带状疱疹的症状：发疹前数日往往有发热、乏力、食欲不振、局部淋巴结肿大，患处感觉过敏或神经痛，但亦可无前驱症状。皮损表现为局部皮肤潮红，继而出现簇集性粟粒大小丘疹，迅速变为水疱，疱液澄清，疱壁紧张发亮，周围有红晕。

皮损沿一侧皮神经分布，排列成带状，各簇水疱群之间皮肤正常。皮损一般不超过正中线。

神经痛为本病特征之一，可在发疹前或伴随皮疹出现。儿童患者往往较轻或无痛，老年患者则疼痛剧烈，且常于损害消退后遗留长时间的神经痛。

发病迅速，病情急剧，全程约 2 周。愈后可留有暂时性色素沉着，若无继发感染一般不留瘢痕。

(2) 中医诊断

肝经郁热：疱疹表现为皮损鲜红，灼热刺痛，疱壁紧张，伴口苦咽干，心烦易怒，大便干，小便黄，舌红，苔黄，脉弦滑数。

脾虚湿蕴：皮损暗淡，疼痛不显，疱壁松弛，伴纳呆腹胀，大便黏腻，舌淡有齿痕，苔白腻，脉滑或沉缓。

气滞血瘀：疱疹减轻或消退，局部疼痛不止，放射到邻近部位，痛不可忍，夜间加重，舌黯，苔白，脉弦细。

36.2　火针技术在带状疱疹中的应用

36.2.1　技术一

取穴　疱疹周围。

操作方法　常规消毒后，以中或粗火针在疱疹周围的健康皮肤每隔 1～2cm 点刺 1 针，速刺不留针，深度为 2～3 分。针后拔罐。有大水疱者，可在其中心部位刺破，消毒干棉球拭净流出液体，再涂以甲紫，并外敷消毒纱布。

疱疹干燥后仍有痛感者，可以用火针散刺。

36.2.2　技术二

取穴　阿是穴。

操作方法　将局部常规消毒后，火针在酒精灯上烧至通红，在皮损处采用点刺、散刺及密集刺相结合，隔 2～7 天针一次，10 次/疗程。

按语 本法采用火针以热引热，使蕴积于肌肤的湿热火毒祛除，也善行气血，疏经活络，常用于治疗气血凝滞、经脉受阻所致的带状疱疹后遗痛。

36.2.3 技术三

取穴 局部疱疹区。

操作方法 用26号1.5寸的毫针置于酒精灯上烧红，迅速刺入疱疹后立即拔针，每个疱疹上点刺一针。并涂以紫药水。每周3次，6次/疗程。

36.2.4 技术四

取穴 局部疱疹区。

操作方法 用细火针重点点刺疱疹两端，采用疏而散刺，速刺不留针的方法。每周3次，6次/疗程。

36.2.5 技术五

取穴 主穴：阿是穴、夹脊、后溪、支沟、病变经脉的郄穴。配穴：肝经郁热配风池、行间、侠溪；脾虚湿蕴可配水分、阴陵泉、大都；气滞血瘀配太冲、膈俞、肝俞。

操作方法 局部常规消毒后，将中火针在酒精灯上烧至通红，快速采用"品"字浅中刺，以刺穿疱疹，放出疱液为度；局部针刺后再拔罐，留罐5～10分钟；夹脊、行间、侠溪、大都、太冲穴消毒后，用细火针频频浅刺3～5次，点刺深度为0.1～0.2寸，其余穴采用中火针速刺，深度依肌肉厚度而定，一般0.2～0.3寸。

按语 火针治疗带状疱疹疗效佳，不仅可止痛，急性期还可促进疱疹结痂，减少疼痛持续时间，预防后遗神经痛；应注意保持疱疹局部清洁，防止继发感染；本病好发于免疫低下患者，诊治中注意病情变化，对于出现特殊型疱疹如坏疽型、泛发型疱疹或病毒性脑炎等则应综合治疗。

37 扁平疣

37.1 概述

37.1.1 概念

扁平疣是一种较常见的病毒性赘生物，多见于青年。一般好发于颜面、手背、前臂部。皮疹为米粒或黄豆大小正常皮色或淡褐色扁平小丘疹，表面光滑而发亮，一般无自觉症状，但影响皮肤和面部美观。中医又称为"扁瘊"。

37.1.2 病因病理

(1) 西医病因病理

由于乳头瘤空疱病毒或人类乳头瘤病毒感染，多经直接或间接接触传播到达宿主皮肤和黏膜上皮细胞，也可经由自身接种而形成。扁平疣的发病与细胞免疫功能失调有关。

病毒通过微小糜烂面的接触而进入细胞内，停留在感染部位的上皮细胞核内复制并转录。导致皮肤明显角化过度和棘层肥厚，与寻常疣不同，无乳头瘤样增生，表皮嵴仅轻微延长，无角化不全。表皮上部细胞有比寻常疣更广泛的空泡形成，空泡化细胞的核位于细胞的中央，有不同程度的固缩。其中一些核呈深嗜碱性。颗粒层均匀增厚，角质层细胞因空泡形成而呈明显的网篮状。有些扁平疣基底层内含有大量的黑色素，真皮内无特异变化。

(2) 中医病因病机

中医认为，本病多由皮肤腠理不密，风热毒邪搏结于肌肤或内有肝郁气血凝滞，外兼风热毒邪而发病。

37.1.3 临床表现

本病好发于颜面、颈部、前臂及手背等处。大多骤然出现，为米粒至绿豆大扁平隆起的丘疹，表面光滑，质硬，浅褐或正常皮色，圆形、椭圆形或多角形，数目较多，多数密集，偶可沿抓痕排列成串珠状或条状，一般无自觉症状，偶有微痒。有时伴发寻常疣。面部扁平疣偶可伴发喉部乳头瘤。本病可数周或数月后突然消失，但亦可持续多年不愈，愈后不留瘢痕。

37.1.4　诊断要点

(1) 西医诊断

好发于颜面及手背；损害为正常肤色或淡褐色扁平丘疹，米粒或黄豆大，圆形或多角形；皮疹数目较多，常散在或密集分布，常见自体接种现象，皮疹沿抓痕呈串珠状排列；一般无自觉症状，病程较长。

(2) 中医诊断

主症：颜面、手背等处散在或密集分布米粒至芝麻大的扁平丘疹，色淡红或淡褐色或暗褐或正常肤色，表面光滑发亮，呈圆形、椭圆形或多角形，边界清楚，可因搔抓呈线状排列。一般无自觉症状，偶有痒感，病程缓慢，有时可自愈。

发病初期，兼有丘疹呈淡红色或红褐色，伴有瘙痒，为风热搏于肌肤；发病日久，丘疹呈灰色或暗褐色，疣体较大，触之坚实，为毒聚瘀结。

37.2　火针技术在扁平疣中的应用

37.2.1　技术一

取穴　局部阿是穴。

操作方法　根据疣体大小，选用粗、中、细火针，将火针在酒精灯上烧红后，速刺不留针，刺至疣体基底部。若疣体较大，可局部针刺数针，直至疣体脱出。

按语　嘱患者3~4天内不着水；局部干燥结痂脱落后，根据情况进行第二次治疗。

37.2.2　技术二

取穴　局部阿是穴。

操作方法　对于绿豆大小的疣，局部常规消毒后，用左手持镊子夹住疣体，暴露出根底部，将火镁针在酒精灯上烧至白亮，从疣体底部进行烙割，一针而下；烙割后不平整的皮肤，可用平头火针或火镁针烙平，碘伏消毒后敷料包扎。

按语　此法用于疣体高于皮肤0.5mm者。

37.2.3　技术三

取穴　局部阿是穴。

操作方法　对针头大小的疣体，常规消毒后，根据疣体大小选用三头火针或平头火针速刺至疣体中心深达基底，一般每个疣体1~3针。

按语 保持创面清洁和干燥，创面较大时可采用外科无菌处理。

37.2.4 技术四

取穴 局部阿是穴。

操作方法 选取最先发的第一个疣即"母疣"，常规消毒后，用粗火针点刺母疣的中央深至根部，再朝母疣的四周方向点刺，待母疣脱落后，其余疣分批分次进行治疗。

按语 此法用于疣体较多的患者。由于母疣具有自体接种的特性，采用丝线结扎母疣可使疣体缺血、坏死、脱落，以断其生发之源。在数疣并存时，除去母疣后，其他疣体常可自行消退或变小。若母疣已除一周后，其他疣体无明显变化，可对其他符合结扎条件者结扎除去。

38 传染性软疣

38.1 概述

38.1.1 概念

传染性软疣是由痘病毒中的传染性软疣病毒所致的表皮增生性传染性疾病，其特点为皮肤上发生单个或多个蜡样光泽的圆形丘疹，中心有脐窝，并含有乳酪样栓塞物。中医称之为鼠乳、水瘊。

38.1.2 病因病理

(1) 西医病因病理

本病系由传染性软疣病毒（CMV）所致。属痘类病毒，是人体最大的病原性病毒之一。可通过接触传染、自体接种或通过性接触传染。有人认为异位体质者对此病毒比较敏感且易泛发，有报道在结节病、白血病、使用糖皮质激素及免疫抑制剂者，可发生广泛性的皮损。

本病特征性的改变是表皮细胞内出现多数细胞质内包涵体，称为软疣小体。其小体挤压每个受损细胞的细胞核，使胞核呈弯月状，位于细胞的边缘；毛囊性传染性软疣，真皮内有多数扩大的毛囊，其中充满了软疣小体。传染性软疣是良性病毒性皮肤疾病。皮疹直径为 $2 \sim 4mm$ 的有蜡样光泽的珠状丘疹，顶端凹陷，能挤出乳酪状软疣小体。

(2) 中医病因病机

中医认为系气血失和，腠理不密，复感外邪，凝集肌肤所致。

38.1.3 临床表现

本病多见于儿童及青年人，潜伏期1周至6个月。

皮损特征：典型皮损表现为受感染部位表皮细胞增生形成的丘疹，米粒至豌豆大小、单发或多发，圆形或半球形，有蜡样光泽，中心微凹如脐窝，呈灰白色或珍珠色，顶端抓破后，可挤出白色乳酪样物质，称为软疣小体。皮疹散在或数个簇集，互不融合，皮损初期质地坚硬，成熟变软。临床可分为儿童型和成人型两种。儿童型：通过皮肤直接接触或经传染媒介受感染，软疣见于面部、躯干及四肢；成人型：可为性传播，软疣多见于外生殖器、臀部、下腹部、耻骨部及大腿内侧区、肛门等。

好发部位：皮损可发生于除掌以外的任何部位，也可发生于唇、舌、颊黏膜、结膜等，结膜损害可伴有反应性结膜炎或角膜炎。

本病一般无自觉症状；有自限性，一般持续数月至数年。

38.1.4 诊断要点

本病潜伏期 2~3 周，接触传染性软疣患者，经过一定潜伏期发病；皮损为具有蜡样光泽的圆形或半球形丘疹，中心微凹；本病特征性损害是软疣顶端中央挑破后可挤出白色乳酪样物质，即"软疣小体"。

38.2 火针技术在传染性软疣中的应用

38.2.1 技术一

取穴 局部阿是穴。

操作方法 软疣处常规消毒，将三头火针在酒精灯上烧至通红，急速点刺软疣突起处，将疣体刺穿，并将白色黏状物即软疣小体带出；若软疣初起如针尖或米粒大，刺后涂以 2% 碘酊溶液即可；若软疣较大且饱满，则针刺后，用消毒止血钳挤压针孔处，将软疣内白色物质挤尽擦去，再涂以碘酊。5 天后复查有无新发软疣，可施上方治疗，针刺后 24 小时内忌水洗手抓。

按语 治疗传染性软疣采用三头火针或平头火针刺疣体中心，注意将软疣小体挤出，排出乳酪样物质。再以碘酊消毒。

39 跖疣

39.1 概述

39.1.1 概念

跖疣是发生在足底部的寻常疣。临床上以足跖部乳头状角质增生，剥除角质可见疏松的角质软芯为特征。多由人类乳头瘤病毒所引起，通过直接接触传染所致（亦有自身接触），外伤和免疫功能低下或缺陷也是重要原因。

39.1.2 病因病理

(1) 西医病因病理

疣的发生和消退与机体的免疫功能有关，特别是细胞免疫。外伤和摩擦可为其发病的诱因，足部多汗与跖疣的发生也有一定的关系。跖疣的病理改变与寻常疣基本相同，但整个损害陷入真皮，角质层更厚，并有广泛的角化不全。因常有继发感染，真皮内有较多的炎性细胞浸润。深在掌跖疣的组织特征为表皮下部的细胞胞质内有很多透明角质颗粒，与正常的透明角质不同，为嗜酸性，在棘细胞层上部增大，互相融合形成形态不一，均质性、大的包涵体。

(2) 中医病因病机

中医认为本病是由于足部长期受压，局部气血凝滞，复感风邪，郁于肌肤而成。

39.1.3 临床表现

初起为一细小发亮的丘疹，后逐渐增大，表面角化，粗糙不平，灰褐、灰黄或污灰色，呈圆形，境界清楚，周围绕以稍高增厚的角化环。若用小刀将表面角质削去，则见角化环与疣组织之间境界更为明显，继续修削，见有小的出血点，这是延伸的真皮乳头血管破裂所致。若仅微量血液外渗凝固，则形成小黑点，多发于足跟、跖骨头或两者同时并存或多发，有时在一较大的跖疣的四周，有散在性细小的针头大的卫星疣。有时数个疣聚集在一起或互相融合形成一角质片块，若将表面角质削去后，则见多个角质软芯，特称为镶嵌疣。自觉疼痛，但镶嵌疣可以不痛，病程慢性，可自然消退，一般认为儿童较成人易于消退。

131

39.1.4　诊断要点

足跖部圆形乳头状角质增生，表面角化粗糙，灰黄或污灰色，周围绕以增厚的角质环，境界清楚，表面常有散在小黑点，削去表面角质层，可见疏松角质软芯，局部有明显触压痛。有时损害可互相融合为一角质块，称镶嵌疣；好发于足跟、跖前部等受压处。

39.2　火针技术在跖疣中的应用

39.2.1　技术一

取穴　局部阿是穴。

操作方法　患者俯卧，术者左手将跖疣捏紧，右手持 0.5 寸毫针将其在酒精灯上烧红，迅速刺入跖疣中央硬索处，深度为 0.1 ~ 0.3 寸，然后即刻拔出，出针后无需包扎，20 ~ 30 天后可自行脱落。

按语　本法采用火针治疗必须将针体烧红，针刺后可于每晚睡前用热水浸泡跖疣，小角刀剥离。运用本法针刺可起到温经通络、祛风除痛、活血化瘀、软坚散结、去腐生肌等功效。

40 鸡眼

40.1 概述

40.1.1 概念

鸡眼系足部皮肤局部长期受压和摩擦引起的角质增生。中医称为"肉刺"。

40.1.2 病因病理

长久站立和行走的人较易发生，摩擦和压迫是主要诱因。紧窄的鞋靴或畸形的足骨可使足部遭受摩擦或受压部位的角质增厚，且向内推进，称为顶端向内的圆锥形角质物。

40.1.3 临床表现

皮损为圆形或椭圆形局限性角质增生，针头至蚕豆大小，色泽由淡黄逐渐加深转变为深褐色，表面光滑与皮面平或略高于皮肤，境界清楚，中心有倒圆锥状角质栓嵌入真皮，顶端有硬结，肉中生刺，深入皮内，状如鸡眼。因角质栓顶端刺激真皮乳头部的神经末梢，引起疼痛。好发于足趾前中部第 3 跖骨头处、踇趾胫侧缘，也见于小趾及第 2 趾趾背或趾间。

40.1.4 诊断要点

发病原因为长期机械刺激引起角质层增厚；表现为豌豆粒大小淡黄色角质增生，呈圆形，表面光滑，与皮面平或稍隆起，境界清楚，稍透明，酷似鸡的眼睛；用刀削去角质层（老皮），可见鸡眼断面光滑；发病部位多见于受摩擦处。

40.2 火针技术在鸡眼中的应用

40.2.1 技术一

取穴 局部阿是穴。

操作方法 局部常规消毒，用 1% 的利多卡因溶液在病变部位做浸润麻醉；根据鸡眼大小分别选择粗、中、细火针，点刺鸡眼中间，深度达根底部，一般

3～5针，若鸡眼较大，还可从病灶周围向中心做环状斜刺，深达根底部，确保捣毁鸡眼根部的营养血管。针刺后敷料包扎。

按语 对于局部皮肤坚韧而硬，火针不易刺入者，可用鸡眼膏外敷于患处，软化后再针刺治疗。一般1～2次可愈，鸡眼较多者，可分次治疗。

41　神经性皮炎

41.1　概述

41.1.1　概念

神经性皮炎又称慢性单纯性苔藓，是以阵发性皮肤瘙痒和皮肤苔藓化为特征的慢性皮肤病。好发于颈部、四肢、腰骶部，为常见多发性皮肤病，多见于成年人，儿童少见。中医称为"牛皮癣"、"摄领疮"。

41.1.2　病因病理

(1) 西医病因病理

病因目前尚不十分明了，一般认为可能与神经系统功能障碍、大脑皮质兴奋和抑制平衡失调有关。如情绪波动、过度紧张、神经衰弱、焦虑不安及恐怖忧愁等。饮酒、日晒、搔抓及局部摩擦等刺激，能诱发局部瘙痒，经常搔抓致使局部皮肤形成苔藓化。在苔藓化形成后，又可引起局部发生痒感，形成恶性循环，常使神经性皮炎不易治愈。

(2) 中医病因病机

中医认为本病多因情志不遂，郁闷不舒，心火上炎，以致气血运行失调，凝滞于皮肤，日久耗血伤阴，血虚化燥生风，或因脾蕴湿热，复感风邪蕴阻于肌肤而发病。

41.1.3　临床表现

临床主要特点为皮肤苔藓样化，肥厚粗糙，瘙痒剧烈，病程缓慢，反复发作，常数年不愈，愈后易复发。

发病初期，仅有患部间歇性瘙痒，夜间尤甚，常致失眠，经搔抓皮肤出现淡褐色圆形或多角形丘疹，表面光滑或覆有糠皮样鳞屑，密集成群，随病情发展，丘疹渐融合成片，形成苔藓样变。此时病变皮肤干燥、增厚、皮纹加深，互相交错，皮嵴突起，呈菱形或多角形，境界清楚。本病多见于青壮年男性。

41.1.4 诊断要点

(1) 西医诊断

初发时先感局部瘙痒，由于搔抓皮肤迅速呈苔藓化；好发于项部，颈侧，前臂或股内侧，四肢伸侧，骶部及会阴部等。以局限性者为多，少数病人则呈播散性，侵犯部位较广；病程长，易复发。根据特有的苔藓样皮损、阵发性瘙痒、好发部位、病程缓慢等，可以诊断。

(2) 中医诊断

病初多为风湿热之邪阻滞肌肤故见局部皮肤起丘疹，自觉瘙痒，病久耗伤阴液，营血不足血虚生风化燥，皮肤失于濡养则皮损肥厚、粗糙、苔藓化，血虚肝旺，情绪不安，肝郁化火，则使病情加重，皮疹泛发全身，且难愈。总之本病辨证属风湿、血燥、肝郁所引起。

风湿蕴阻：以皮损成片，呈淡褐色，粗糙肥厚，阵发性剧痒，夜间尤甚，为辨证要点。多见于局限性患者。

肝郁化火：以皮疹色红，伴心烦易怒，心悸失眠，眩晕为主要辨证要点。多见于泛发性患者。

血虚风燥：以皮损色淡或灰白，肥厚粗糙为主要辨证要点。多见于老年人及体质虚弱患者。

41.2 火针技术在神经性皮炎中的应用

41.2.1 技术一

取穴 阿是穴。

操作方法 以病变皮损区域为治疗点，患处皮肤采用无刺激性药物消毒，取中火针在酒精灯上烧至通红，迅速刺入皮损区内皮肤，留针 2 秒钟左右即可出针，每隔 1.5cm 左右刺一针，针数多少视皮损区域大小而定。针刺后，施行拔罐法使之出血 5 ~ 10ml。每隔 2 天一次，病情缓解后隔 3 ~ 5 天一次。5 次/疗程。

41.2.2 技术二

取穴 阿是穴、风门、肺俞、膈俞。

操作方法 以三头火针、或中火针密刺患处，点刺不留针，深度 0.2 ~ 0.3 寸，刺至肥厚性皮损处，至血液由黑褐色转为色鲜即可。

以细火针或中火针点刺风门、肺俞、膈俞穴，速刺不留针，深度 0.2 ~ 0.3 寸。

按语 用本法治疗急性期每周 5 次，慢性期每周 3 次，10 次/疗程。

42 寻常性痤疮

42.1 概述

42.1.1 概念

寻常性痤疮俗称粉刺、暗疮、青春痘，是毛囊皮脂腺的慢性炎症性皮肤病。好发于面部、胸背部，常容易反复发作，持续时间长，治疗不及时或不当，常遗留色素沉着或瘢痕，影响美观。

42.1.2 病因病理

(1) 西医病因病理

本病主要病因是遗传、内分泌因素、皮脂腺过度分泌皮脂、皮脂腺导管过度角化、痤疮丙酸杆菌感染等。青春期开始后，雄激素及其代谢产物增多，使皮脂腺活动增强；痤疮患者的毛囊漏斗部角化过程增强，其细胞膜致密增厚不易脱落；毛囊漏斗导管角化，皮脂排出受阻，导致痤疮丙酸杆菌增多；痤疮丙酸杆菌能产生蛋白酶、透明质酸酶及一些趋化因子激活补体，均可引起丘疹、脓疱、结节、囊肿等。

毛囊皮脂腺的阻塞是发病始因，非正常脱落的皮屑、丝状物、与脂质小滴混合堆积，形成微粉刺。毛囊内充满脂质、细菌和角质碎屑，即临床见到的白头、黑头粉刺。如痤疮丙酸杆菌增殖并产生炎性介质，则可发展为炎性丘疹、脓疱、结节等损害。

(2) 中医病因病机

中医将痤疮归为"疔"、"疖"范畴，认为痤疮是青年人气血旺盛，加之阳热偏盛，脉络充盈，内热外壅，郁于体表，外受风邪所致；恣食肥甘厚味，导致中焦蕴湿，上蒸头面；或心情烦急，心理负担过重，从而阻扰气机，痰气郁结。

42.1.3 临床表现

皮损特点：本病多见于 15～30 岁的青年男女，有皮脂过多现象，毛孔多较明显。初起为粉刺，可分白头粉刺与黑头粉刺两种，含脱落角质和皮脂。黑头粉刺为明显为明显扩大毛孔中的小黑点，略高于皮面，较易挤出黄白色脂栓。白头粉刺为皮肤色或暗红色小丘疹，无黑头，不易挤出脂栓，较易引起毛囊周围炎症。粉刺在发生过程中可演变为炎性丘疹、脓疱、结节、脓肿及囊肿，最后形成瘢痕往往数种同时存在，并以其中一两种较为显著。临床上常根据皮损的主要表现分为丘疹性痤疮、脓疱性痤疮、囊肿性痤疮或结节性痤疮等。

好发部位：痤疮常对称分布，好发于面部，尤以前额、双颊、颏部，其次是前胸后背，青春期后皮疹大多减轻或消退。

病程：慢性，时轻时重，常持续数年或到中年时期逐渐缓解而痊愈，留下萎缩性瘢痕或疙瘩性损害。

42.1.4 诊断要点

(1) 西医诊断

本病多见于青春期，20 岁后逐渐减轻；皮损好发于颜面，以前额、颊、颏部为主，其次为胸背、肩胛间或臀部；皮疹初起为与毛囊一致的丘疹，顶端色灰白，不易用手挤出脂栓的为白头粉刺；顶端色黑的为黑头粉刺，为毛囊口脂栓氧化所致。疾病发展可出现炎性丘疹、脓疱性丘疹。少数见结节或囊肿，深于皮下，红色或暗红色，愈后易遗留凹陷瘢痕；多伴有皮脂溢出增加，毛孔扩大，头发光泽油亮等；多无其他自觉症状，但心理负担过重，刺激性、甜腻性食物及月经前期可使皮疹加重。

(2) 中医诊断

中医临床辩证诊断多从湿、热、郁、瘀入手。白头粉刺，热多于湿；黑头粉刺，湿多于热；脓疱多为热毒或湿毒而致；结节常为气滞血瘀；囊肿则为痰瘀互结。

42.2 火针技术在寻常性痤疮中的应用

42.2.1 技术一

取穴 阿是穴、大椎、曲池、合谷、血海、三阴交。

操作方法 针刺前首先确定痤疮的深浅，局部常规消毒后，将火针在酒精灯上烧至通红，迅速点刺脓头部位，速刺不留针，挤压针孔周围，尽量让其中脓性物质及脂肪粒、瘀血排尽，然后用无菌棉球擦净局部皮肤。每次不超过 5 个皮疹为宜。点刺结束，局部涂以氯硫膏并用艾条熏灸。24 小时内局部不宜着水。再用毫针针刺其他穴位，均取双侧，用泻法，留针 15～20 分钟，隔日一次，6 次/疗程。

按语 火针治疗寻常性痤疮应注意把握针刺深度，既要针达病所，又要不留下瘢痕；另外，皮损处瘀血尽量排尽，以免愈后留下色斑。患者忌食生冷煎炸、辛辣刺激性食物，减少化妆品的使用，尤其是油性或含有粉质的化妆品；忌用手挤压皮疹，防止感染。

43 白癜风

43.1 概述

43.1.1 概念

白癜风是一种局限性色素代谢障碍性疾病，人体皮肤中酪氨酸酶系统功能丧失，不能合成"黑色素"而引起。表现为局部皮肤呈现出异于正常皮肤的乳白色色素脱失斑，界限清楚，且好发于面、项、手、背、前臂等暴露部位。临床属疑难杂症之一。

43.1.2 病因病理

(1) 西医病因病理

本病病因不明，目前有 5 种学说。

黑素细胞自毁学说：即细胞功能亢进时，黑素合成的中间产物或酚基因积聚过多，破坏黑素细胞，其他外界物质如酚类和儿茶酚类化合物同样能破坏黑素细胞，接触这类物质者也可能发病。

神经化学学说：白癜风可发生于神经损伤区域，精神创伤可诱发白癜风，提示本病可能是某种神经介质损伤黑素细胞或抑制黑素形成致成。

自身免疫学说：患者常合并其他自身疫病，患者血清中存在着抗黑素细胞的抗体，皮损边缘有淋巴细胞和单核细胞的浸润，并导致组织损伤，皮质类固醇激素有一些疗效，均提示本病的免疫发病机制。

遗传学说：认为本病属染色体显性遗传。

角朊细胞的功能异常：白癜风患者的角朊细胞的触酶（过氧化氢酶）明显减少；皮损处的角朊细胞钙离子代谢缺陷，而钙离子是硫氧蛋白还原酶的变构抑制剂；提示皮损表皮环境中的氧化还原状态遭到破坏；皮损处的角朊细胞去甲肾上腺素受体过度调节，角朊细胞能产生儿茶酚胺，这些角朊细胞能刺激自身的受体使细胞内钙离子增加。因此，推测白癜风是一些细胞原发性功能障碍的疾病，黑素细胞受累和免疫因素是继发的。

(2) 中医病因病机

中医称之为白癜风或白驳风，多由情志失调、肝气郁结、气机不畅，复感外邪，肺卫失和，邪气客于肌肤导致气血失调，血不荣肤而引起。此病发于外是表象，气血失和是其基本病机。

43.1.3 临床表现

白癜风初发时是在体表的某一部位出现局限性白斑点或斑片，为米粒至指甲大小不等，单发或散发。多数患者无任何感觉也不知何诱因，不知不觉中皮肤就出现白斑。也有部分患者诱发因素较明确，如药物及化妆品过敏，旅游及海浴时过久强光照射、外伤及感染后、精神创伤等。

发病后皮损（即白斑）呈缓慢逐渐发展，初始在原发部位逐渐增大，2～5个月可在其他部位不断地出现新的皮损。也有少数患者皮损限于局部、不扩散，即为稳定型。还有少数病人扩散较快，短期内皮损即漫延至周身，快速扩散型多与精神因素有关，也有一些病人因治疗方法不当而导致病情发展。

本病多发于人体面部、颈部、四肢、腰腹部及后背等汗腺丰富的部位，春夏季发展较快。一般情况下患病部位不痛不痒，个别患者有瘙痒感，预示患处有扩散发展的趋势。白癜风患者一旦感冒、情绪不佳、受到外界环境刺激等因素导致内分泌功能紊乱，身体免疫力下降时，病情会继续发展。

43.1.4 诊断要点

(1) 西医诊断

脸部、头发、躯干、四肢等部位出现大小不等，单个或多个不规则纯白色斑块，白色斑块面积逐渐扩大，数目增多。白斑境界清楚，斑内毛发也呈白色，表面光滑，无鳞屑或结痂，感觉和分泌功能正常。白斑对日光比较敏感，稍晒即发红。

(2) 中医诊断

依据中医之辨证，临床大致将其分为三型。

肝郁气滞：发病时间短，皮肤呈乳白色圆形或椭圆形，数目多少不定，可局限也可散发，边界可不清。患者发病前体质较弱或有精神刺激。舌淡红，脉象细滑。此证由七情内伤，则气机紊乱，气血失和，经脉循引塞滞，再由风邪袭腠，则体肤失养而酿成白斑，并可逐步发展。

肝肾不足：发病时间长，可有家族史，白斑限向一处或泛发各处，静止而不扩展，境界清楚，边缘整齐，舌淡无华，脉细无力，此证因精血无以充养肌肤，故风邪易于外袭，阻遏经脉，肌肤失养而发白斑。

气血瘀滞：病程久长，白斑限向一处或泛发全身。皮肤呈地图形，斑片状，境界清楚而易辩。舌质暗有瘀点或瘀斑，脉涩滞，本证多见于静止期，或病情较重者，或前证因循失治，风邪郁于肌腠，则气血凝滞，毛窍闭塞，瘀阻经络，则新血不生，肌肤因失养而成斑。

43.2　火针技术在白癜风中的应用

43.2.1　技术一

取穴　阿是穴、侠白。

操作方法　选用局部白斑处，用细火针点刺，速刺不留针。2 次/周，5 次/疗程。

43.2.2　技术二

取穴　阿是穴（局部白斑）。

操作方法　局部常规消毒后，用2%利多卡因在周围皮肤局麻，将一根尖头火针在酒精灯上烧至火红色，在局部均匀点刺，另将第二针火针加热备用，当第一针火针温度明显下降时，迅速更换第二针进行点刺。5～7天一次，10 次/疗程。

43.2.3　技术三

取穴　主穴：风池、大椎、肺俞、侠白、曲池、血海、白癜风穴（掌侧中指末节指横纹中点与中冲穴连线的中下 1/3 交界处）、阿是穴。

配穴：肝郁气滞，可配太冲、期门、膻中；肝肾不足可配肾俞、肝俞、照海；气血瘀滞可配膈俞、合谷、太冲。

操作方法　根据白斑面积大小，选用中粗火针、细火针点刺或火锭针烙熨阿是穴，以不透皮为度。大椎、白癜风穴、太冲、期门、照海等穴用细火针点刺，深0.1～0.2寸，其余穴位用中粗火针点刺，速刺不留针，深度 0.2～0.3 寸。

按语　白癜风诊断容易，治疗难。疗程较长，嘱患者坚持治疗；体质及情志因素在白癜风患病中占有很大作用，治疗中应加强心理引导，消除紧张、抑郁等因素，保持心情舒畅；忌食辛辣刺激、荤腥发物等，饮食清淡。

44 酒渣鼻

44.1 概述

44.1.1 概念

酒渣鼻是一种面部潮红伴发丘疹、脓疱的皮肤病，俗称"红鼻子"，多见于中年男性。发病原因不明，与皮脂溢出有关，嗜酒、胃肠功能紊乱、精神紧张、内分泌障碍、病灶感染等可能诱发本病。

44.1.2 病因病理

(1) 西医病因病理

一般认为酒糟鼻的发病原因主要是螨虫感染，又称为螨虫性皮炎。一些学者认为，可能是在皮脂溢出的基础上，由于某些因素的作用，如颜面血管舒缩神经失调、毛细血管长期扩张、消化道功能障碍、内分泌功能失调、精神因素、病灶感染、嗜酒、辛辣食物等刺激等引起局部生理及病理变化。也有认为寄生在毛囊皮脂腺内的蠕形螨（即毛囊虫）的刺激，其代谢产物及排泄物引起的炎症是酒渣鼻的重要发病因素。

(2) 中医病因病机

中医认为，本病好发于鼻尖，肺开窍于鼻，本病系肺胃积热，上蒸于鼻部所致。本病多见于青壮年，因为青壮年气血方刚，血热熏肺或因嗜酒，或喜食肥甘厚味，助升胃火，肺胃积热，熏蒸颜面，而生红斑、丘疹、脓疱。故本病血热胃火为其因，气血瘀滞为其理。

44.1.3 临床表现

病情进展一般分为三期。

红斑期：面中部特别是鼻、两颊、眉间及额部发生红斑，对称分布；亦有鼻部正常，只发于两颊及前额者。红斑初为暂时性，在进食辛辣食物或热饮、冷风刺激、精神紧张、感情冲动以及月经期间更明显，以后逐渐形成持久性红斑。鼻翼、鼻尖及面颊等处可出现浅表毛细血管扩张，如蛛网状分布。面部常有皮脂溢出，毛孔扩大或为皮脂所阻塞，少数患者可在短期内加重。

丘疹脓疱期：损害继续发展，在红斑基础上成批出现自针头至绿豆大小痤疮样丘疹脓疱甚至结节，常此伏彼起，病程慢性，可经历数年或更长，有时阵发性加重。少数病例可并发结膜炎、睑缘炎、角膜炎形成，称为眼酒渣鼻。

鼻赘期：仅见于少数患者，40 岁以后的男性居多。由于病程延续数年至数十年后，鼻端部皮脂腺和结缔组织增殖，形成多个紫红色分叶状大小不等结节或肿瘤状突起，导致畸形鼻赘。鼻赘表面凹凸不平，毛细血管扩张显著，毛囊口明显扩大，皮脂腺分泌旺盛。

44.1.4 诊断要点

(1) 西医诊断

好发于中年，皮损位于鼻及其周围皮肤。

临床分为三期：红斑期，鼻及周围皮肤红斑，初为阵发性，继而逐渐发展成持续性，伴毛细血管扩张；丘疹脓疱期，在红斑基础上发生红色丘疹，脓疱，迁延反复；鼻赘期，鼻尖肥大增生呈结节状，表面毛细血管扩张明显，此期仅见于男性。

(2) 中医诊断

中医认为酒渣鼻与热、瘀、毒邪有关，脏腑多与肺、胃、肝、肾有关。

热毒蕴肤：鼻部、双颊、前额广泛红斑，或在红斑的基础上起丘疹脓疱，局部灼热。舌质红，苔黄腻，脉弦数或滑数。

肺胃热盛：口鼻周围皮肤起轻度红斑且有淡红色丘疹或伴有少数脓疱，自觉瘙痒。舌质红，苔薄黄，脉滑数。

气滞血瘀：鼻尖部结缔组织和皮脂腺增殖，毛囊口扩大或见囊肿、丘疹、脓疱，皮损暗红。舌质暗红，脉弦。

44.2 火针技术在酒渣鼻中的应用

44.2.1 技术一

取穴 局部阿是穴、迎香、曲池、外关、合谷、足三里、丰隆、太冲。

操作方法 体穴选取双侧采用毫针针刺，用平补平泻手法，每日 1 次，10次/疗程；期间每隔 3 日用火针点刺局部一次。休息 3 天开始下一个疗程。

按语 鼻尖火针点刺应注意选择细火针，要求医生操作熟练，注意红、准、快，点刺后用消毒干棉球按压针孔，并注意卫生，防止感染。

44.2.2　技术二

取穴　阿是穴、印堂、素髎、大椎、合谷。肺胃热盛配尺泽、曲池、内庭；热毒蕴肤配尺泽、少商、商阳；气滞血瘀配合谷、太冲、血海。

操作方法　火针点刺阿是穴，根据不同分期治疗火针针刺深度、方法不同。红斑期患者，可在红斑处以细火针浅刺，不可达到真皮层，在血络明显处，可适当点刺放血。丘疹期患者，可于丘疹顶部以火针点刺，若有脓头则点刺时针稍做旋转，并将脓液排出。鼻赘期患者，在局部以中粗针点刺，深度以到达结节状组织底部为宜。

素髎穴以细火针点刺，深度宜浅，以少量出血为宜。少商、商阳、印堂以细火针频频浅刺 3～5 次；余穴以粗火针，点刺不留针，深度根据肌肉厚度而定，0.2～0.3 寸。

按语　火针在局部应用应轻浅点刺，深度不超过真皮层；治疗期间忌食生冷、过热、辛辣等食物；对于本病红斑期和丘疹期治愈率较高，而鼻赘期治愈率低，因此，本病应早期治疗。

45 急性乳腺炎

45.1 概述

45.1.1 概念

急性乳腺炎是由于细菌侵入乳腺和乳管组织而引起的乳房感染，多见于产后哺乳期，绝大多数为初产妇女，也可见于妊娠期。

45.1.2 病因病理

(1) 西医病因病理

1) 乳汁淤积，乳汁淤积将有利于入侵细菌的生长繁殖。

2) 细菌入侵，乳头破损或皲裂，使细菌沿淋巴管入侵是感染的主要途径。细菌也可直接侵入乳管，上行至腺小叶而致感染。

(2) 中医病因病机

中医认为，本病多由情志内伤，饮食不节，乳汁郁积，外邪入侵，导致湿热或毒邪蕴结于胃络，乳络闭阻不通导致。初期或脓成期多为实证，溃后多为虚实夹杂或虚证。

45.1.3 临床表现

初期，患侧乳房红、肿、热、痛，可触及包块，排乳不畅，伴有恶寒发热，胸闷口渴等症状；若发热疼痛持续不解，硬块中央可渐软成脓，溃破脓出后，肿痛可消，若脓流不畅，收口迟缓，则形成乳漏。

45.1.4 诊断要点

(1) 西医诊断

临床表现：妊娠期妇女，特别是产后数周；患侧乳房肿胀疼痛，可伴有全身症状如发热、精神委靡、食欲缺乏。

体检：可见患乳红、肿、热、痛，有时可触及肿块，脓肿形成可触及波动感。

实验室检查：血象检查可见白细胞计数和中性粒细胞比例均升高。

(2) 中医诊断

肝胃郁热：乳房肿胀疼痛，或有肿块，乳汁分泌不畅，伴恶寒发热，头痛，胸闷不适，局部皮色微红，舌苔薄黄，脉弦涩。

热毒炽盛：乳房肿大加剧，皮色焮红，灼热，肿块变软有应指感，或脓肿溃破，脓出不畅，红肿热痛不消，身热不退。伴有壮热、口渴喜饮，舌红，苔黄，脉洪数。

正虚邪恋：脓肿已溃，乳房肿胀减轻，疮口脓水不断，脓汁清稀，或称乳漏，或全身乏力，面色少华，或低热不退，纳差神疲。舌淡，苔白，脉弱无力。

45.2 火针技术在急性乳腺炎中的应用

45.2.1 技术一

取穴 局部阿是穴。

操作方法 初期：根据肿块大小，用细火针在病灶周围点刺 3～5 针，针刺深度 0.1～0.3 寸，速刺疾出，不留针。

化脓期：未溃破时，粗火针对准化脓中心刺入 2～3 针，刺破排脓，可配合火罐辅助排脓；溃破后，在溃破处及其周围用中火针散刺，后在创口处皮下放置纱条，外敷消毒纱布，每日换药 1 次，至脓尽为止。

恶寒发热者，可在大椎、商阳、少商穴处用三棱针点刺放血；选曲池、合谷穴用毫针针刺，采用泻法，留针 20 分钟。

46 乳腺增生

46.1 概述

46.1.1 概念

乳腺增生是指乳腺上皮和纤维组织增生，是乳腺组织导管和乳小叶在结构上的退行性病变及进行性结缔组织的生长，其发病原因主要是由于内分泌激素失调，是妇女常见的乳腺疾病。本病又名小叶增生、乳腺结构不良症、纤维囊性病等。

46.1.2 病因病理

(1) 西医病因病理

现代医学认为：婚育、膳食、人体生存的外环境和遗传因素是乳腺发病的主要原因，其发病机制是由于孕激素与雌激素的比例失衡所致。其本质是一种生理性增生与复旧不全造成的乳腺正常结构紊乱。

(2) 中医病因病机

本病多属"乳癖"范畴。中医认为：多由于郁怒、忧思、或冲任失调等导致气滞血瘀痰凝而致。

46.1.3 临床表现

本病主要特征是乳房肿块和乳房疼痛，常于月经前期加重，行经后减轻；患者自觉乳房胀痛或刺痛，兼有胸闷、嗳气等症状。一侧或双侧乳房发生多个大小不等的圆形结节，结节与周围组织分界不很清楚，结节可以推动。症状在行经前加重，行经后减轻，也可因情志喜怒而消长。本病恶变的危险性较正常妇女增加2～4倍。

46.1.4 诊断要点

(1) 西医诊断

临床表现：乳房胀痛或乳房肿块，胀痛的特点常随月经周期及情绪变化而发生变化，经前胀痛较剧，经后减轻。病程较长，多见女性患者。

体格检查：乳房肿块呈结节状，大小不一，质地柔韧，与周围组织分界不清；肿块常为多发性，可见于单侧，也可见于双侧。

实验室检查：乳腺钼靶 X 线检查可见密度均匀的块影，或钙化影，周围有透亮度较高的脂肪影，无分叶状及毛刺样改变。穿刺行细胞学检查或切片活检可明确诊断。

（2）中医诊断

肝郁气滞型：月经先期或行经期乳房肿痛，随喜怒消失，一侧或双侧可扪及大小不等的串珠状结节，肿块多为绿豆大，或粗条索状，质韧不坚硬，按之可动，不与深部组织粘连，伴有月经不调，经量较多，胸闷嗳气，精神抑郁，心烦易怒。

冲任不调型：乳房有肿块，经前或经期疼痛加重，经行后减轻或消失，经期多后延，经量少，身倦无力，腰酸肢冷，少腹畏寒，日久失治者，少数可发生癌变。

46.2　火针技术在乳腺增生中的应用

46.2.1　技术一

取穴　局部阿是穴。

操作方法　用细火针或中火针，将其在酒精灯上烧至通红后点刺乳房肿块中心及其周围 3 ~ 5 针，点刺深度视肿块深度而定，一般为 0.2 ~ 0.5 寸，速刺不留针。每周 3 次，5 次/疗程。

46.2.2　技术二

取穴　主穴取乳根、库房、膻中、期门；气滞痰凝加丰隆、足三里；气滞血瘀加膈俞。

操作方法　诸穴常规消毒后，火针在酒精灯上烧至白亮，对准针刺穴位快速点刺，针刺深度为 0.5 ~ 1 寸；乳房周围点刺后可配合拔罐法。隔日 1 次，10 次/疗程。

47 腱鞘囊肿

47.1 概述

47.1.1 概念

腱鞘囊肿是指发生于关节部腱鞘内的囊性肿物，多附着在关节囊上或腱鞘内，或与腱鞘、关节囊相通，囊内含有无色透明或橙色、淡黄色的胶冻样黏液物质。

47.1.2 病因病理

(1) 西医病因病理

西医认为本病多与关节或肌腱部的慢性劳损、机械性刺激、外伤等有关，因其长期过度使用所引起，也可由结缔组织的黏液性变所致。

(2) 中医病因病机

中医认为，本病由于外伤，慢性劳损。筋脉不和，气血运行不畅，阻滞筋脉络道而成；或痰浊流窜骨节经络，而使气血郁滞，络脉痹阻所致。

47.1.3 临床表现

本病临床表现局部呈圆球状，表面光滑，边界清楚，质软，有波动感，无明显自觉症状或有轻微酸痛；囊液充满时，囊壁变坚硬，局部压痛；局部有时酸痛、无力，若囊肿在腕关节背面时，向单侧屈则肿块更加突出。

47.1.4 诊断要点

(1) 西医诊断

本病多发生于关节附近，肿块光滑，生长缓慢，很少疼痛。也有感到酸痛、活动无力现象；肿块呈圆形或椭圆形，部位表浅，高出皮面。表面光滑，压之有胀痛感。推之与皮肤无粘连，但与深部组织附着，质软有囊性感；用针管穿刺肿物，可抽出胶冻样黏液物。

(2) 中医诊断

主症：好发于关节肌腱附近，于腕背、足背部位；圆形小块，高出皮肤，活度好，质地较硬；无明显自觉症状，稍有压痛。此外，囊肿引起的症状与囊肿的位置有关。

外邪袭络：有明显的感受风寒史，遇风痛，得温痛减，畏风恶寒，舌淡红，苔薄白，脉浮紧。

气滞血瘀：有外伤或劳损史，患处疼痛拒按，舌质暗，脉弦。

47.2　火针技术在腱鞘囊肿中的应用

47.2.1　技术一

取穴　局部阿是穴。

操作方法　调整患者关节位置，使囊肿最为突出时，局部常规消毒，将粗火针烧红，迅速刺破囊肿，有落空感即拔出火针。针刺数目一般在囊肿头、体、尾部各刺一针，也可视囊肿大小而定针刺数目；再用手指反复挤压囊壁周围，使囊内容物挤尽，最后用无菌纱布、绷带加压包扎。一般治疗 1 次即可，多则 2～3 次。

按语　运用火针刺破囊壁，使囊内液体流出，症状即可改善；加压包扎可使囊壁粘连、囊腔闭合而痊愈。本法简便易行，痛苦小，疗效佳。

48 下肢静脉曲张

48.1 概述

48.1.1 概念

下肢静脉曲张是指下肢表浅静脉（大、小隐静脉）的曲张交错结聚成团状的病变。包括原发性和继发性两种。现主要介绍原发性下肢静脉曲张。本病多见于从事长久站立职业及体力劳动者，以青壮年发病居多，严重影响患者的工作及生活。

48.1.2 病因病理

（1）西医病因病理

下肢浅静脉系统由大隐静脉、小隐静脉及其属支组成，可引流下肢皮肤和皮下组织的静脉血。如果长期负重、站立、或静脉炎血栓形成，可导致血液回流障碍而引起静脉扩张和迂曲。

（2）中医病因病机

中医称本病为"筋瘤"、"炸筋腿"或"臁疮"，多由于长久站立，下肢气血不能畅达于上，血行缓慢，脉络滞塞不通所致。

48.1.3 临床表现

本病主要表现为下肢浅静脉扩张迂曲，伴下肢胀痛、乏力，久站或劳累后症状加重，后期可出现轻度肿胀，皮肤色素沉着，皮肤和皮下组织硬结，甚至形成溃疡。

48.1.4 诊断要点

（1）西医诊断

单纯性下肢静脉曲张通过询问病史，进行仔细体检和必要仪器检查，易于明确诊断。

临床表现：多发于长期站立，持久负重、妊娠等人群，患肢常酸胀，沉重，乏力不适，在踝部以下可出现轻微水肿。多见浅静脉扩张、纤曲成蚯蚓状，站立时更为明显。可并发局部色素沉着、湿疹、出血及血栓性浅静脉炎等并发症。

局部检查：屈氏试验：用以测定静脉瓣膜功能。患者平卧，将患肢抬高，使曲张的静脉中血液回流，排空后在大腿根部扎上止血带，压迫大隐静脉，然后让病人站立，放开止血带时如大隐静脉迅速充盈，提示静脉瓣膜功能不全。

玻氏试验：用以测定深静脉回流通畅情况。病人站立，在大腿上段用一止血带阻断大隐静脉干，嘱病人连续踢腿或下蹲 20 余次。如曲张静脉消失或程度减轻，下肢无胀痛感，表示深静脉通畅；如曲张静脉不消失或更明显，下肢胀痛，表示深静脉阻塞。

辅助检查：下肢彩超可提示深静脉功能及交通支瓣膜情况；下肢静脉造影检查：采用下肢静脉顺行造影可明确下肢静脉全貌。

(2) 中医诊断

劳倦内伤：久行、久站或劳累时曲张明显，下坠不适感加重看，伴气短乏力，脘腹坠胀，腰酸，舌淡，苔薄白，脉细缓无力。

寒湿凝筋：静脉紫暗，喜暖，下肢轻度肿胀，伴形寒肢冷，口淡不渴，小便清长，舌质暗，苔白腻，脉弦细。

外伤瘀滞：青筋盘曲，状如蚯蚓，表面色青紫，患肢肿胀疼痛。多有外伤史，舌有瘀点，脉细涩。

48.2 火针技术在下肢静脉曲张中的应用

48.2.1 技术一

取穴 局部阿是穴、血海。

操作方法 将阿是穴常规消毒，用火针点刺曲张的静脉，或用止血带结扎病灶上方，再用火针点刺病灶，使恶血流尽；松开止血带，用毫针针刺血海穴。留针 20 分钟。此法一般治疗 3 次。

48.2.2 技术二

取穴 局部阿是穴。

操作方法 在患肢寻找较大的曲张血管，常规消毒后，将火针烧红后迅速刺入血管，随针拔出使血液流出，待其血尽或血色转红后按压针孔。每周 3 次，5 次/疗程。

49 痔疮

49.1 概述

49.1.1 概念

痔疮是指肛门直肠底部及肛门黏膜静脉丛发生曲张、形成一个或多个静脉团的一种慢性疾病。包括"内痔"、"外痔"、"混合痔"。

49.1.2 病因病理

(1) 西医病因病理

痔疮的发生原因，有以下几个方面：

解剖学原因：人在站立或坐位时，肛门直肠位于下部，由于重力和脏器的压迫，静脉向上回流颇受障碍。直肠静脉及其分支缺乏静脉瓣，血液不易回流，容易瘀积。其血管排列特殊，在不同高度穿过肌层，容易受粪块压迫，影响血液回流。静脉又经过黏膜下层的疏松组织，周围缺乏支架固定，容易扩张屈曲。

遗传关系：静脉壁先天性薄弱，不能耐受血管内压力，因而逐渐扩张。

职业关系：久站或久坐，长期负重远行，影响静脉回流，使盆腔内血流缓慢和腹腔内脏器充血，引起痔静脉过度充盈，静脉壁张力下降，血管容易瘀血扩张。又因运动不足，肠蠕动减少，粪便下行迟缓，或习惯性便秘，可以压迫和刺激静脉，使局部充血和血液回流障碍，引起痔静脉内压力升高，静脉壁抵抗力降低。

局部刺激和饮食不节：肛门部受冷、受热、便秘、腹泻、过量饮酒和多吃辛辣食物，都可刺激肛门和直肠，使痔静脉丛充血，影响静脉血液回流，以致静脉壁抵抗力下降。

肛门静脉压力增高：因肝硬变、肝充血和心脏功能代偿不全等，均可使肛门静脉充血，压力增高，影响直肠静脉血液回流。

腹内压力增加：因腹内肿瘤、子宫肿瘤、卵巢肿瘤、前列腺肥大、妊娠、饮食过饱或蹲厕过久等，都可使腹内压增加，妨碍静脉的血液回流。

肛门部感染：痔静脉丛先因急慢性感染发炎，静脉壁弹性组织逐渐纤维化而变弱，抵抗力不足，而致扩大曲张，加上其他原因，使静脉曲张逐渐加重，生成痔块。

(2) 中医病因病机

中医认为本病多因脏腑本虚，饮食不节，久坐久蹲，负重远行，长期便秘，导致湿热内蕴，血热肠燥，热结成痔，肠络阻滞而致。

49.1.3 临床表现

内痔：早期以无痛性便血为主，色鲜红，或附于大便表面，或手纸染血，也可呈点滴状或喷射状出血，长期便血还可引起贫血；进一步发展，排便时会有痔核脱出，轻者便后可自行回纳，重者需用手上推才能回纳；内痔不能回纳还会出现嵌顿水肿、血栓形成、溃疡或感染，此时将剧烈疼痛。

外痔：自觉肛门处有异物感，剧烈疼痛或不痛，发炎时则肿痛。

混合痔：具有内痔、外痔的共同特点。

49.1.4 诊断要点

(1) 西医诊断

发病多见于成人；临床表现为内痔以排便间断出鲜血为主，不痛，无其他不适，中晚期则有排便时痔核脱出，流黏液、发痒和发作期疼痛；外痔以坠胀疼痛为主要表现，在肛缘有痔隆起或皮赘；混合痔兼有两者特征。肛门指诊可触及结节；肛门镜检查可清楚看清痔的大小、形态、部位等。

(2) 中医诊断

肛门部出现小肉状突出物，无症状或有异物感，也可伴肛门处疼痛和大便时出血。根据临床表现和全身症状中医可分为湿热下注型、脾虚气陷型等。

湿热下注：伴有肛门疼痛、肿胀等，舌质红，苔黄腻，脉滑或濡数。

脾虚气陷：伴脱肛、神疲乏力、纳差等，舌质淡，苔薄白，脉细无力。

49.2 火针技术在痔疮中的应用

49.2.1 技术一

取穴 龈交穴。

操作方法 患者仰卧，取分布于上唇系带的龈交穴，痔疮患者多可见到龈交穴有一芝麻大小的滤泡，将其常规消毒，火针烧至白亮，快速点刺该滤泡，滤泡不明显时点刺龈交穴，常规消毒，以防感染。隔日1次，3次/疗程。

按语 采用火针点刺龈交穴或滤泡处，应烧至白亮快速轻刺，点到为止，不可过深或过浅。

痔疮患者多在上唇系带或龈交处能找到圆形或长圆形的滤泡，采用火针点刺，是由于龈交属督脉，根据"经脉所过，主治所及"及"病在上者高取之"的取穴原则，起到"断其源，截其流"的作用。可改善局部血液循环，达到治疗目的。

49.2.2 技术二

取穴 病灶局部。

操作方法 用平头火针或三头火针在酒精灯上烧至通红，在痔核根部进行灼烙，深度不超过0.3寸，密度5针/cm。隔日1次，3次/疗程。

49.2.3 技术三

取穴 病灶局部。

操作方法 用左手轻按痔核中心，用7号注射针头在酒精灯上烧至通红，蘸取硫黄粉，快速刺入痔核中心后迅速拔针，外敷方纱布，然后用花椒水坐浴。隔日1次，3次/疗程。

49.2.4 技术四

取穴 主穴：阿是穴、长强、会阳、承山、二白。湿热下注配阴陵泉、商丘；脾虚气陷配百会、足三里。

操作方法 充分暴露痔核，严格消毒后，将粗火针在酒精灯上烧至白亮，快速在母痔3点、7点、11点三个方向各刺一针，以阻断痔内血源。然后根据痔核大小，在其中心及四周各刺数针，速刺不留针，深度以有抵触感为宜，即刺到黏膜基底层为宜，若有出血，可待其恶血散尽，自然停止。长强、百会穴消毒后，以细火针快速点刺0.1寸，其余穴位用中火针点刺0.2~0.3寸。

按语 火针治疗痔疮，多适用于外痔或混合痔中的外痔部分，火针点刺局部，可借其火力排脓、散结、拔毒、祛瘀、止痛，故临床治疗可取得较好效果。

痔疮是临床常见病、多发病，俗语云"十人九痔"，其形成主要与体质、不良生活习惯有关，因此，养成良好的排便习惯、多吃蔬菜水果，少食辛辣之品可减少痔疮发生和发展。

对于病情严重或出血严重者，宜选择手术治疗为宜。

50 颈部淋巴结结核

50.1 概述

50.1.1 概念

颈淋巴结核是由于结核杆菌侵犯颈部淋巴结所引起的一种慢性特异性感染。

50.1.2 病因病理

(1) 西医病因病理

结核杆菌可通过淋巴或血行途径感染颈部淋巴结，鼻咽部、口腔、喉部结核多通过黏膜下淋巴回流感染颈部淋巴结，肺部结核则可通过血行或淋巴途径感染颈部淋巴结。

(2) 中医病因病机

中医称为"瘰疬"，破溃后称"鼠疮"。主要病因是情志所伤，肝气郁结化热，脾失健运生痰，痰热相互搏结于颈项部脉络而发病；或外感六淫之邪，与体内痰湿搏结为病；或素体虚弱，肺肾阴亏，灼津为痰，痰火凝结而成。

50.1.3 临床表现

颈部一侧或两侧有大小不等的肿大淋巴结，一般位于胸锁乳突肌的前后缘。少数病人可有低热、盗汗、食欲不振、消瘦等全身中毒症状。

50.1.4 诊断要点

(1) 西医诊断

根据结核病史及局部体征，特别是已形成脓肿，或已溃破形成窦道或溃疡时，多可做出诊断。体格检查：初期为孤立结节，较光滑，可活动，不热不痛。以后结节融合成块，不规则，活动度差或有疼痛。肿块可形成脓肿，按之微热或有波动感，破溃后流出稀薄分泌物，常含有干酪样物，创面肉芽不健康，并易形成窦道，皮下潜行。必要时做胸部透视，明确有无肺结核；对于小儿，结核菌素试验多可帮助诊断。

(2) 中医诊断

主症为颈部结核，累累如串珠。

气滞痰凝：结核一个或数个不等，皮色不变，按之坚实，推之能动，不热不痛，多无全身症状，舌苔黄腻，脉弦滑。

阴虚火旺：结核较大，皮核粘连，或相近结核融合成块，推之不动。或皮色渐转暗红、按之微热或有波动感。伴轻微发热，食欲不振，全身乏力，舌红，少苔，脉细数。

气血两虚：多破溃成脓，脓汁清稀，疮面苍白，四周皮肤紫暗，可形成窦道，或伴潮热、盗汗、神疲乏力，形体消瘦、面色无华等。

50.2 火针技术在颈部淋巴结核中的应用

50.2.1 技术一

取穴 病灶局部阿是穴。

操作方法 以肿大的淋巴结为中心，局部皮肤用 0.2% 的利多卡因溶液做浸润麻醉，单头火针烧至白亮后，迅速刺入淋巴结，深度以淋巴结中心为宜，留针20 秒后拔出。按中心一针，周围 3 针；如有液体，可在火针针刺后，用注射器抽出脓液，1 次/周。3~4 次/疗程。

按语 运用火针速刺，必须将火针烧至白亮，退针要快而有力；治疗避开血管，不宜过深，以免伤及其他组织器官；刺毕立即用消毒棉球按压针孔，以防出血。

51 复发性口腔溃疡

51.1 概述

51.1.1 概念

复发性口腔溃疡是指口腔黏膜出现反复发作的大小不等的圆形或椭圆形溃疡，此愈彼起，伴有局部烧灼疼痛，是口腔黏膜疾病中最常见的溃疡性损害，可单发或多发于口腔黏膜的任何部位。本病多见于青壮年，女性多于男性。

51.1.2 病因病理

(1) 西医病因病理

现代医学认为，本病病因复杂，存在明显的个体差异。研究报道的发病因素甚多，但尚无统一的确切说法。可能是多种因素的综合结果。主要病因有免疫因素：细胞或体液免疫异常及免疫功能低下或免疫缺陷等；遗传因素；及其他疾病的发作如胃溃疡、十二指肠溃疡、慢性或迁延性肝炎、结肠炎等相关。

主要发病机制是遗传背景加上适当的环境因素（包括精神神经体质、心理行为状态、生活工作和社会环境等）引发异常的免疫反应而出现复发性口腔溃疡特征性病损。也有人提出"二联因素"论，即外源性因素（病毒和细菌）和内源性诱导因素（激素的变化、精神心理因素、营养缺乏、系统性疾病及免疫功能紊乱）相互作用而致病。目前复发性口腔溃疡的发生趋向于是多种因素综合作用的结果。

(2) 中医病因病机

本病相当于中医学"口疮"等范畴，责之于心脾，心开窍于舌，脾开窍于口唇，由于心脾积热、阴虚火旺、脾胃虚弱及肝气郁结等脏腑失衡而产生，当邪循经上行，搏结于口舌，热胜肉腐则致口舌生疮。

51.1.3 临床表现

从临床实际来看，可分为轻型、重型、疱疹样口炎。

轻型：最常见，溃疡不大，呈圆形或椭圆形，周界清晰，孤立散在，数目不多，每次发作1~5个，好发于唇、颊黏膜，而龈、腭部则较少发生；发作溃疡有"凹、红、黄、痛"特征,即溃疡中央凹陷,基底不硬,周围有1mm的充血红晕带,表面有浅黄色假膜,灼痛感明显。溃疡反复发作,发作期1~2周,可不治自愈;间歇期长短不一,初发间歇期可较长,此后逐渐缩短,甚至溃疡此起彼伏,连绵不断。

重型:又称复发性坏死性黏膜腺周围炎,口腔溃疡1~2个,大而深,直径可达1~3cm,深度可达黏膜下层甚至肌层,溃疡四周组织红肿,边缘略隆起,溃疡表面有灰白色假膜覆盖,触痛明显,经1个至数月愈合,愈合后留有明显瘢痕。溃疡发生于软腭、软硬腭交界处,腭垂或软腭与咽旁处,可见瘢痕、色白,呈挛缩状。本型虽溃疡大而深,愈合时间长,自发痛,激发痛较剧烈,但一般无全身症状。

疱疹样:溃疡小而多,散在分布于黏膜任何部位,直径小于2mm,可达数十个之多,似有"满天星"感觉。邻近溃疡可融合成片,黏膜充血发红,疼痛较重,唾液分泌增加,可伴有头痛、低热、全身不适、局部淋巴结肿大等症状。

51.1.4 诊断要点

(1) 西医诊断
根据各型临床表现结合实验室检查可确诊。

(2) 中医诊断
实证:患处溃烂,呈圆形、椭圆形,如黄豆大小不等,甚至融合成片,周围红肿明显,灼热而痛,说话进食疼痛加重,伴口渴、大便秘结,舌质红,舌苔黄。

虚证:患处溃烂,周围红肿或红晕,大小不等,溃点分散,数量少,疼痛轻微;伴见舌尖红赤,舌干少津,心悸不寐属心阴虚证;伴大便先硬后软,小便时黄属脾阴虚;腰膝酸软,手足心热,脉细数属肾阴虚。

51.2 火针技术在复发性口腔溃疡中的应用

51.2.1 技术一

取穴 病灶局部阿是穴、涌泉穴。

操作方法 根据溃疡面大小,分别选用火镍针或三头火针,将疮面充分暴露,行常规消毒,火针在酒精灯上烧至通红后点刺疮面,但不伤及正常黏膜,疮面过大或数目较多时,可先行黏膜麻醉后再点刺。3天后再在未愈合处点刺1次,2次/疗程。

将吴茱萸粉用陈醋调和,摊成3mm厚,直径为10mm大小,外敷涌泉穴,再以麝香壮骨膏固定24小时，每日换药一次，7次/疗程。愈后再贴敷1个疗程。

按语 火针点刺疮面可通经散火，祛腐敛疮、杀菌止痛。吴茱萸通经止痛，外敷涌泉可引火下行，以水济火，"阴平阳秘"，达到治疗目的。顽固性复发性口疮，可能和机体免疫功能低下有关，应注意整体治疗。

52　慢性咽炎

52.1　概述

52.1.1　概念

慢性咽炎指咽部黏膜、黏膜下及淋巴组织的弥漫性炎症，常为呼吸道慢性炎症的一部分。一般病程冗长，多为急性咽炎反复发作所，可分为慢性单纯性咽炎、慢性肥厚性咽炎和萎缩性咽炎与干燥性咽炎等。属于中医学"喉痹"范畴。

52.1.2　病因病理

(1) 西医病因病理

本病主要病因有：急性咽炎反复发作转为慢性；患有各种鼻部疾病，长期张口呼吸及鼻涕后流，经常刺激咽部或受慢性扁桃体炎、龋齿等影响；长期烟酒过度，或受粉尘、有害气体的刺激；各种慢性病如贫血、便秘、心血管病、下呼吸道慢性炎症等引起的瘀血性改变。

(2) 中医病因病机

本病属中医"喉痹"范畴，其病因主要为反复发作，使正气难复，阴液暗耗，虚火上炎，熏灼咽部，久久不愈；或冷热失宜，屡受风邪，肺阴受伤，阴虚肺燥，上灼咽喉而发；或饮食失调，过食膏粱厚味、辛辣之品，使胃腑积热，上蒸咽喉而发。

52.1.3　临床表现

咽部有异物感，作痒微痛，干燥灼热等；常有黏膜分泌物附于咽后壁不易清除，夜间尤甚，"吭吭"作声，意欲清除而后快。分泌物可引起刺激性咳嗽，甚至恶心、呕吐。检查可见咽部黏膜慢性充血，后壁淋巴滤泡增生或咽侧索肥厚，或咽部黏膜干燥萎缩。

52.1.4　诊断要点

(1) 西医诊断

咽部不适，咽部稠厚分泌物刺激，引起剧烈咳嗽，且易恶心。

检查：黏膜弥漫性充血，色暗红，并附有少量黏稠分泌物，为慢性单纯性咽炎；黏膜增厚，弥漫充血，或腭弓和软腭边缘增厚，咽后壁有多数颗粒样突起的淋巴滤泡为慢性肥厚性咽炎。

(2) 中医诊断

肺肾阴虚：咽部干燥，灼热疼痛不适，午后较重或咽部哽哽不利，伴干咳痰少而稠或痰中带血，手足心热，舌质红少津，脉细数。

脾胃虚弱：咽喉哽哽不利或痰黏着感，咽燥微痛，伴口干不欲饮，或喜热饮，时有呃逆反酸，受凉后则加重，平素倦怠乏力，胃纳欠佳，或腹胀，大便不调，舌质淡，苔薄白，脉细弱。

脾肾阳虚：咽部有异物感，哽哽不利，痰涎稀白，面色苍白，形寒肢冷，腰膝冷痛，腹胀纳呆，下利清谷，舌质淡，苔白，脉沉细。

痰凝血瘀：咽部异物感，痰黏着，或咽微痛，痰黏难咯，咽干不欲饮，伴恶心呕吐，胸闷不适，舌质暗红，或有瘀点，苔白或微黄，脉弦滑。

52.2　火针技术在慢性咽炎中的应用

52.2.1　技术一

取穴　咽喉部阿是穴、天突穴、曲池穴、鱼际穴、合谷穴。

操作方法　选用中火针酒精灯上烧至通红后，点刺上述穴位，速刺不留针，若有血流出，勿急止血。深度0.2~0.3寸。每周3次，3次/疗程。

按语　火针治疗慢性咽炎疗效较好，但应排除以咽部异物感为主要症状的其他疾病，如咽喉及食管上端癌肿早期、反流性食管炎等疾病。治疗期间，防止感冒、忌烟、酒、辛辣刺激食物，以提高疗效。

52.2.2　技术二

取穴　咽喉部阿是穴。

操作方法　患者端坐，抬头、张口，将火锟针在酒精灯上烧至白亮，点刺口腔咽部黄白色脓点。每点一次。每周3次，3次/疗程。

52.2.3　技术三

取穴　咽后壁增生的淋巴滤泡或扩张的小血管、扶突、天突、廉泉、承浆、液门、照海。

操作方法　经细火针烧至通红，速刺廉泉穴，针尖斜向舌根部；刺天突穴，针尖略向下；垂直针刺扶突穴；再在各穴周围点刺2~3针，深度约0.2寸；刺后壁增生的淋巴滤泡或小血管，嘱患者张大嘴，用压舌板压舌前 2/3 处，并发"啊"音，以充分暴露咽部，用平头火针烙烫 1~2 处，深度不超过 0.1 寸。

隔日 1 次，10 次/疗程。毫针针刺扶突、天突、照海、液门、承浆等穴。

按语 慢性咽炎与肺、胃、肾关系密切，扶突为手阳明经穴，用火针针刺扶突穴，可直接调节喉部经气，起到清热解毒、利咽化痰的功效；火针烙烫咽后壁增生的淋巴滤泡或扩张的小血管，有消癥散结、活血化瘀之功，从而达到治疗目的。

53 慢性鼻炎

53.1 概述

53.1.1 概念

慢性鼻炎是急性鼻炎反复发作或慢性鼻窦炎脓性分泌物长期刺激鼻腔黏膜或慢性扁桃体炎，鼻中隔偏曲、感冒治疗不彻底等转变而成。由于鼻黏膜长期受到炎症刺激，引起黏膜及黏膜下层慢性炎症病变。

53.1.2 病因病理

(1) 西医病因病理

由急性鼻炎反复发作或治疗不彻底，长期滴用血管收缩剂及邻近病灶的长期刺激而转化所致。长期吸入污染的空气。许多全身慢性疾病及内分泌失调。如贫血、结核、心肝、肾病及甲状腺功能减退等疾病，使鼻黏膜营养不良或反射性引起充血、水肿，自主神经功能紊乱所致。

(2) 中医病因病机

祖国医学认为，此病由于肺气虚弱，邪滞鼻窍而致气化功能失职，易受寒邪侵袭，失去清肃功能，以致邪滞鼻窍；或脾气虚弱，运化不健，失去升清降浊之职，湿浊滞留鼻窍，壅阻脉络，气血运行不畅而致。

53.1.3 临床表现

鼻塞：鼻塞特点为间歇性。在白天、天热、劳动或运动时鼻塞减轻，而夜间，静坐或寒冷时鼻塞加重。鼻塞的另一特点为交替性。如侧卧时，居下侧之鼻腔阻塞，上侧鼻腔通气良好。由于鼻塞，间或嗅觉减退，头痛、头昏，说话时有闭塞性鼻音等症状。

多涕：常为黏液性、脓性分泌物多于继发感染后出现，鼻涕向后流入咽喉，可引起多痰。

53.1.4　诊断要点

(1) 自觉症状

①交替性或间歇性鼻塞，运动后通气可立即改善。同时伴有黏脓涕。②严重时可出现嗅觉减退、头痛、记忆力减退。

(2) 客观体征

鼻黏膜充血、水肿，但表面光滑。用1%麻黄碱溶液滴鼻后，黏膜立即收缩，肿胀消退。

53.2　火针技术在慢性鼻炎中的应用

53.2.1　技术一

取穴　迎香、鼻通、印堂、合谷、列缺。
操作方法　细火针烧红后，点刺，速刺不留针。每周1次，10次/疗程。

53.2.2　技术二

取穴　主穴：迎香、印堂、上星、通天、商阳、厉兑。
配穴：风邪外袭配风池、风门、曲池、合谷；气滞血瘀配膈俞、血海、太冲、合谷。

操作方法　细火针点刺上星、通天、商阳、厉兑穴，浅刺，深度约0.1寸；其余配穴每次选2~3穴，点刺深度0.2~0.3寸；迎香、印堂用毫针针刺，针刺方向均向鼻部，使酸胀感传至鼻部。隔日1次，10次/疗程。

按语　针灸治疗慢性鼻炎疗程较长，对慢性单纯性鼻炎较慢性肥厚性鼻炎效果要好，治疗期间忌食辛辣燥热之物，忌烟酒；平时加强体育锻炼，增强抵抗力。